丹溪心法

[元] 朱震亨 著
焦亮 注

中华国学经典精粹

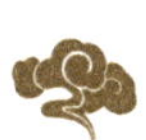

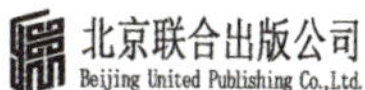
北京联合出版公司
Beijing United Publishing Co.,Ltd.

图书在版编目（CIP）数据

丹溪心法 /（元）朱震亨著；焦亮注．—北京：北京联合出版公司，2018.7（2022.8 重印）

（中华国学经典精粹）

ISBN 978-7-5596-2046-0

Ⅰ．①丹… Ⅱ．①朱… ②焦… Ⅲ．①《丹溪心法》Ⅳ．① R2-52

中国版本图书馆 CIP 数据核字（2018）第 087257 号

丹溪心法

作　　者：朱震亨

责任编辑：宋延涛

封面设计：颜　森

北京联合出版公司出版

（北京市西城区德外大街 83 号楼 9 层　100088）

北京华夏墨香文化传媒有限公司发行

三河市东兴印刷有限公司印刷　新华书店经销

字数 130 千字　880 毫米 ×1230 毫米　1/32　5 印张

2018 年 8 月第 1 版　2022 年 8 月第 6 次印刷

ISBN 978-7-5596-2046-0

定价：36.00 元

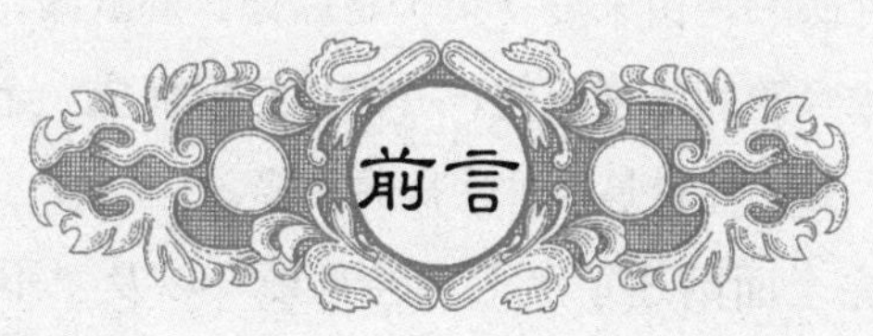

前言

中医理论发展的一个重要时期，就是宋金元时期，称为“新学肇兴”。在这一时期，由于长期的战乱，人民生活困苦，疾病流行，因此激发了不少医家深入研究古代的医学经典，结合各自的临床经验，自成一说，逐渐形成了不同的流派，“金元四大家”就此产生：刘完素的火热说、张从正的攻邪说、李杲的脾胃说和朱震亨的养阴说，这些学说大大丰富了中医理论。

在“金元四大家”中，所出最晚的朱震亨被誉为“集医之大成者”。朱震亨（1281—1358年），字彦修，婺州义乌（今浙江义乌）赤岸人，因其故居有条美丽的小溪名“丹溪”，学者遂尊之为“丹溪翁”或“丹溪先生”。朱震亨早年习理，后改为习医，受业于刘完素的再传弟子罗知悌，而罗知悌将刘完素、张从正、李杲诸家之学尽传之，朱震亨就在接受金元诸家之说的基础上，结合个人见解和临床所得，加以发挥，提出了人身之中“阳常有余，阴常不足”的观点，申明人体阴气、元精之重要，故被后世称为“滋阴派”的创始人。

朱震亨的著作有《格致余论》《局方发挥》《金匮钩玄》《本草衍义补遗》等，但最能代表其医学思想、最广为流传的，是后人将朱氏临床经验整理而成的《丹溪心法》。《丹溪心法》是一部综合性医书，由朱震亨弟子赵以德、刘淑渊、戴元礼整理朱震亨之学术经验和平素所述，并附以己意而成，全书共五卷，分列内、外、妇、儿科等多种疾病共百篇。

全书首先全面阐述了“十二经见证”以及“不治已病治未病”等六篇医论，再分卷分列了各科病证一百篇，以内科杂病为主，兼及其他各科。论述病证时，先引用朱氏原论，再记述朱氏门人戴元礼有关辨证等方面的论述，并介绍治疗方剂，然后是各病症的附录部分，在病名、病因、证候、治疗等方面进行了相当深入的分析。可以说，全书比较集中而全面地反映了朱氏“阳常有余，阴常不足”的学说以及对气、血、痰、郁诸病的治疗见解和临床的丰富经验，由此可发现朱震亨的临床治疗虽重视补阳，却不拘泥专方、治法也比较灵活机变，确实是一部研究内科杂病和丹溪学说的重要著作。

因为篇幅所限，本书只选取了《丹溪心法》中最核心、最精粹的内容，也是日常生活中最常见的疾病治疗方剂，意在让人们了解丹溪学说的医学精华，同时也帮助自己更好地防治疾病，维护身体健康。

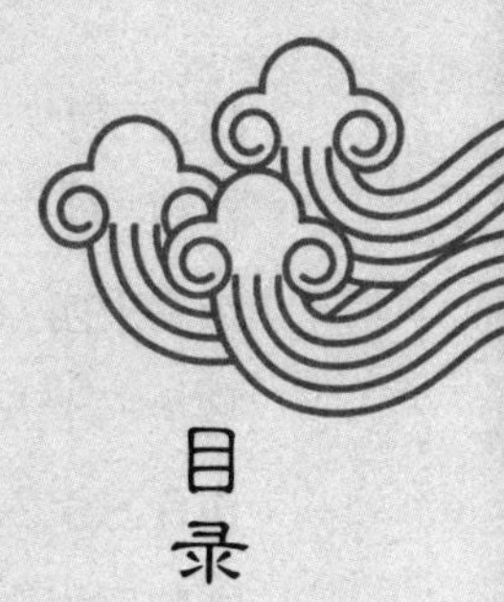

目录

卷四

卷五

十二经见证

足太阳膀胱经见证

头苦痛目似脱　头两边痛　泪出　脐反出　下肿，便脓血　肌肉痿　项似拔　小腹胀痛，按之欲小便不得

足阳明胃经见证

恶与火，闻木声则惊狂，上登而歌，弃衣而走　颜黑　不能言　唇肿　呕　呵欠　消谷善饮　颈肿　膺、乳、冲、股、伏兔、胻[①]外廉、足跗皆痛　胸傍过乳痛口㖞[②]　腹大水肿　奔响腹胀　跗内廉胕[③]痛　髀[④]不可转，腘[⑤]似结，腨[⑥]似裂　膝膑肿痛　遗溺失气　善伸数欠　癫疾　湿浸心欲动，则闭户独处　惊　身前热　身后寒栗

【注释】

①胻（héng）：小腿，小腿骨。②㖞（wāi）：嘴歪。③胕（fū）：古同"肤"，皮肤。④髀（bì）：大腿，大腿骨。⑤腘（guó）：膝部后方屈膝时的凹处，俗称腿凹、膝弯。⑥腨（shuàn）：小腿肚。

足少阳胆经见证

口苦　马刀挟瘿[①]　胸中、胁肋、髀、膝外至胻绝骨外踝前诸节痛　足外热　寝寒憎风　体无膏泽　善太息

【注释】

①马刀挟瘿：病名，是指成串而出，质坚硬，形长者如马刀，生于颈项的一种瘰疬证。

手太阳小肠经见证

面白　耳前热，苦寒　頞[①]颔肿不可转　腰似折　肩、臑[②]、肘、臂外后廉肿痛　臑臂内前廉痛

【注释】

①頞（è）：鼻梁。　②臑（nào）：中医指自肩至肘前侧靠近腋部的隆起的肌肉。

手阳明大肠经见证

手大指、次指难用　耳聋焊焊焞焞[①]，耳鸣嘈嘈　耳后、肩、臑、肘、臂外背痛　气满，皮肤壳壳然[②]，坚而不痛

【注释】

①焊（xūn）焊焞（tūn）焞：就像被火熏烤、灼烧一样。焊，用火烧灼。焞焞，光暗弱的样子。　②壳壳然：中空的样子。

足太阴脾经见证

五泄注下五色　大小便不通　面黄　舌本强痛，口疳[①]　食即吐，食不下咽　怠惰嗜卧抢心　善饥善味，不嗜食，不化食　尻[②]阴股膝臑胻足背痛　烦闷，心下急痛有动痛，按之若牢，痛当脐　心下若痞　腹胀肠鸣，飧泄不化　足不收，行善瘈[③]，脚下痛　九窍不通　溏泄，水下后出余气则快然　饮发中满，食减善噫，

形醉，皮肤润而短气，肉痛　身体不能动摇　足胻肿若水

【注释】

①口疳（gān）：口舌生疮。②尻（kāo）：屁股。③瘈（chì）：抽搐，痉挛。

足少阴肾经见证

面如漆　眇中清　面黑如炭　咳唾多血　渴　脐左、胁下、背、肩、髀间痛　胸中满，大小腹病　大便难　饥不欲食，心悬如饥　腹大颈肿，喘嗽　脊、臀、股后痛，脊中痛，脊、股内后廉痛，腰冷如冰及肿　足痿，厥　脐下气逆，小腹急痛，泄　下踵[①]，足胻寒而逆肠癖，阴下湿　四指正黑　手指清，厥　足下热，嗜卧，坐而欲起　冻疮　下痢　善思　善恐　四肢不收，四肢不举

【注释】

①踵（zhǒng）：脚后跟。

足厥阴肝经见证

头痛　脱色善洁　耳无闻　颊肿　肝逆颊肿　面青　目赤肿痛　两胁下痛引小腹　胸痛，背下则两胁肿痛　妇人小腹肿　腰痛不可俯仰　四肢满闷　挺长热　呕逆血　肿睾，疝　暴痒　足逆寒　胻善瘈，节时肿　遗沥，淋溲，便难，癃，狐疝，洞泄，大人㿗疝[①]　眩冒转筋　阴缩，两筋挛　善恐，胸中喘，骂詈[②]　血在胁下，喘

【注释】

①㿗（tuí）疝：阴囊肿胀。　②骂詈（lì）：骂，斥骂。

手太阴肺经见证

善嚏　缺盆中痛　脐上、肩痛　肩背痛　脐右、小腹胀引腹痛　小便数　溏泄　皮肤痛及麻木　喘，少气，颊上气见　交两手而瞀[①]，悲愁欲哭　洒淅[②]寒热

【注释】

①瞀（mào）：目眩，眼花。　②洒淅（xiǎn lì）：寒战的样子。

手少阴心经见证

消渴　两肾内痛　后廉、腰背痛　浸淫　善笑　善恐善忘　上咳吐，下气泄　眩仆　身热而腹痛　悲

手厥阴别脉经见证

笑不休　手心热　心中大热　面黄目赤　心中动

手足阴阳经合生见证

头顶痛，足太阳、手少阴　黄疸，足太阴、少阴　面赤，手少阴、厥阴，手、足阳明　目黄，手阳明、少阴、太阳、厥阴，足太阳　耳聋，手太阳、阳明、少阳、太阴，足少阴　喉痹，手、足阳明，手少阳　鼻鼽衄[①]，手足阳明、太阳　目䀮䀮[②]无所见，足少阴、厥阴　目瞳人痛，足厥阴　面尘，足厥阴、少阳

咽肿，足少阴、厥阴　嗌干，手太阴，足少阴、厥阴，手少阴、太阳　哕[3]，手少阳，足太阴　膈咽不通，不食，足阳明、太阴　胸满，手太阴，足厥阴，手厥阴　胸支满，手厥阴、少阴　腋肿，手厥阴，足少阳　胁痛，手少阴，足少阳　胸中痛，手少阴，足少阳　善呕苦汁，足少阳、足阳明　逆，少气咳嗽，喘渴上气，手太阴，足少阴喘，手阳明，足少阴，手太阴　臂外痛，手太阳、少阳　掌中热，手太阳、阳明、厥阴　肘挛急，手厥阴、太阴　肠满胀，足阳明、太阴　心痛，手少阴、厥阴，足少阴　痔，足太阳，手、足太阴　热，凄然振寒，足阳明、少阳　如人将捕，足少阴、厥阴　疟，足太阴，足三阳　汗出，手太阳、少阴，足阳明、少阳　身体重，手太阴、少阴

【注释】

①鼽衄（qiú nǜ）：指鼻子流清涕或鼻腔出血。　②䀮䀮（huāng）：双目视物不清的样子。　③哕（yuě）：干呕。

不治已病治未病

与其救疗于有疾之后，不若摄养于无疾之先，盖疾成而后药者，徒劳而已。是故已病而不治，所以为医家之法；未病而先治，所以明摄生之理。夫如是则思患而预防之者，何患之有哉？此圣人不治已病治未病之意也。尝谓备土以防水也，苟不以闭塞其涓涓之流，则滔天之势不能遏；备水以防火也，若不以扑灭其荧荧之光，则燎原之焰不能止。其水火既盛，尚不能止遏，况病之已成，岂能治欤？故宜夜卧早起于发陈[1]之春，早起夜卧于蕃秀[2]之夏，以之缓形无怒而遂其志，以之食凉食寒而养其阳，圣人春夏治未病者如此；与鸡俱兴于容平[3]之秋，必待日光于闭藏[4]之冬，以之敛神匿志而私其意，以之食温食热而养其阴，圣人秋

冬治未病者如此。或曰：见肝之病，先实其脾脏之虚，则木邪不能传；见右颊之赤，先泻其肺经之热，则金邪不能盛，此乃治未病之法。今以顺四时调养神志，而为治未病者，是何意邪？盖保身长全者，所以为圣人之道；治病十全者，所以为上工术。不治已病治未病之说，著于四气调神大论，厥有旨哉。昔黄帝与天师难疑答问之书，未曾不以摄养为先，始论乎天真，次论乎调神，既以法于阴阳，而继之以调于四气，既曰食欲有节，而又继之以起居有常，谆谆然[⑤]以养身为急务者，意欲治未然之病，无使至于已病难图也。厥后秦缓达乎此，见晋侯病在膏肓，语之曰不可为也；扁鹊明乎此，视齐侯病至骨髓，断之曰不可救也。噫！惜齐、晋之侯不知治未病之理。

【注释】

①发陈：指自立春开始的三个月，为一年之始，此时天地万物都已生长得很茂盛了，养生之道是该晚睡早起，到庭院散步，利用春阳发泄之机，退除冬蓄之故旧，否则便会伤到肝。 ②蕃秀：指自立夏开始的三个月，此时天地的气流在交替，养生之道是该晚睡早起，不要发怒，否则就会伤到心并到冬天时生重病。 ③容平：指自立秋开始的三个月，此时天地的气流比较急，养生之道是该早睡早起，心平气和地过日子，否则便会伤到肺。 ④闭藏：自立冬开始的三个月，此时水已结冰，缺少阳气，养生之道是该早睡晚起，去寒保温，否则便会伤到肾。 ⑤谆（zhūn）谆然：忠诚恳切的样子。

亢则害承乃制

气之来也，既以极而成灾，则气之乘也，必以复而得平，物极则反，理之自然也。大抵寒、暑、燥、湿、风、火之气，木、火、土、金、水之形，亢极则所以害其物，承乘则所以制其极，然则极而成灾，复而得平，气运之妙，灼然而明矣，此亢则害，承乃制之意。原夫天地阴阳之机，寒极生热，热极生寒，鬼神不测，有以斡旋宰制于其间也。故木极而似金，火极而似水，土极而似木，金极而似火，水极而似土，盖气之亢极，所以承之者，反胜于己也。夫惟承其亢而制其害者，造化之功可得而成也。今夫相火之下，水气承而火无其变；水位之下，土气承而水气无其灾[①]；土位之下，木承而土顺；风位之下，金乘而风平；火热承其燥金，自然金家之疾；阴精承其君火，自然火家之候，所谓亢而为害，承而乃制者，如斯而已。且尝考之六元正纪大论云，少阳所至为火生，终为蒸溽[②]，（火化以生，则火生也。阳在上，故终为蒸溽。）是水化以承相火之意。太阳所至为寒雪、冰雹、白埃，是土化以承寒水之意也。（霜雪、冰雹，水也。白埃，下承土也。）以至太阴所至为雷霆骤注、烈风。（雷霆骤注，土也。烈风，下承之木气也。）厥阴所至为风生，终为肃。（风化以生，则风生也。肃，静也。）阳明所至为散落，温。（散落，金也。温，若乘之火气也。）少阴所至为热生，中为寒。（热化以生，则热生也。阴精承上，故中为寒也。）岂非亢为害，则承乃制者欤？昔者黄帝与岐伯，上穷天纪，下极地理，远取诸物，近取诸身，更相问难，以作《内经》。至于六微旨大论有极于六气相承之言，以为制则生化，外别盛衰，害则败乱，生化大病，诸以所胜之气来于下者，皆折其标盛也。不然，曷以水发而雹雪，土发而骤飘，木发而毁折，金发而清明，火发而曛昧[③]？此皆郁极乃发，以承所亢之意也。呜呼！通天地人曰儒，医家者流，岂止治疾而已。当思其不明天地之理，不足以为医工之语。

【注释】

①灾（zāi）：灾祸。　②蒸溽（rù）：指湿热，是中医的一种病理现象。③曛昧（xūn mèi）：昏暗。

审察病机无失气宜

邪气各有所属也，当穷其要于前，治法各有所归也，当防其差于后。盖治病之要，以穷其所属为先，苟不知法之所归，未免于无差尔。是故疾病之生，不胜其众，要其所属，不出乎五运六气而已。诚能于此审察而得其机要，然后为之治，又必使之各应于运气之宜，而不至有一毫差误之失。若然，则治病求属之道，庶乎其无愧矣。至真要大论曰：审察病机，无失气宜。意蕴诸此。尝谓医道有一言而可以尽其要者，运气是也。天为阳，地为阴，阴阳二气，各分三品，谓之三阴三阳。然天非纯阳而亦有三阴，地非纯阴而亦有三阳，故天地上下，各有风、热、火、湿、燥、寒之六气，其斡旋运动乎两间者，而又有木、火、土、金、水之五运。人生其中，脏腑气穴亦与天地相为流通，是知众疾之作，而所属之机无出乎是也。然而医之为治，当如何哉？惟当察乎此，使无失其宜而后可。若夫诸风掉眩[①]，皆属肝木；诸痛痒疮，皆属心火；诸湿肿满，皆属脾土；诸气膹郁[②]，皆属肺金；诸寒收引，皆属肾水。此病属于五运者也。诸暴强直，皆属于风；诸呕吐酸，皆属于热；诸躁扰狂越，皆属于火；诸痓[③]强直，皆属于湿；诸涩枯涸，皆属于燥；诸病水液，澄彻清冷，皆属于寒。此病机属于六气者也。夫惟病机之察，虽曰既审，而治病之施，亦不可不详。故必别阴阳于疑似之间，辨标本于隐微之际。有无之殊者，求其有无之所以殊；虚实之异者，责其虚实之所以异。为汗、吐、下，投其所当投，寒、热、温、凉，用其所当用，或逆之以制其微，或从之以导其甚，上焉以远司气之犯，中焉以辨岁运之化，下焉以审南北之宜，使小大适中，先后合度，以是为治，又岂有差殊乖乱之失邪？又考之《内经》曰：治病必求其本。《本草》曰：欲疗病者，先察病机。此审病机之意也。《六元正纪大论》曰：无失天信，无逆气宜。《五常大论》曰：必先岁气，无伐天和。此皆无失气宜之意也。故《素问》《灵枢》之经，未尝不以气运为言，既曰先立其年以明其气，复有以戒之曰：治病者必明天道、地理、阴阳更胜，既曰不知年之所加，气之盛衰，虚实之所起，不可以为工矣。谆谆然若有不能自已者，是岂圣人私忧过计哉？以医道之要，悉在乎此也。观乎《原病式》④一书，比类物象，深明乎气运造化之妙。其于病机气宜之理，不可以有加矣。

【注释】

①掉眩：指头晕、肢体震颤、头晕目眩的一种病证，为风邪及肝病所致。 ②膹（fèn）郁：指呼吸气促、胸闷痞满不适的一种病证。 ③痓（zhì）：病名，有柔痓、刚痓之分。 ④《原病式》：指晋代医学家刘完素所撰的《素问玄机原病式》。

能合色脉可以万全

欲知其内者，当以观乎外，诊于外者，斯以知其内。盖有诸内者形诸外，苟不以相参，而断其病邪之逆顺，不可得也。为工者深烛①厥理，故望其五色，以青、黄、赤、白、黑，以合于五脏之脉，穷其应与不应；切其五脉，急、大、缓、涩、沉，以合其五脏之色，顺与不顺。诚能察其精微之色，诊其微妙之脉，内外相参而治之，则万举万全之功，可坐而致矣。《素问》曰：能合色脉，可以万全。其意如此。原夫道之一气，判而为阴阳，散而为五行，而人之所禀皆备焉。夫五脉者，天之真，行血气，通阴阳，以荣于身；五色者，气之华，应五行，合四时，以彰于面。惟其察色按脉而不偏废，然后察病之机，断之以寒热，归之以脏腑，随证而疗之，而获全济之效者，本于能合色脉而已。假令肝色如翠羽之青，其脉微弦而急，所以为生；若浮涩而短，色见如草滋者，岂能生乎？心色如鸡冠之赤，其脉当浮大而散，所以为顺；若沉濡而滑，色见如衃[②]血者，岂能顺乎？脾色如蟹腹之黄，其脉当中缓而大，所以为从[③]；若微弦而急，色见如枳实者，岂能从乎？肺色如豕膏之白，其脉当浮涩而短，所以为吉；若浮大而散，色见如枯骨者，岂能吉乎？以至肾色见如乌羽之黑，其脉沉濡而滑，所以为生；或脉来缓而大，色见如炱[④]者，死。死生之理，夫惟诊视相参，既以如此，则药证相对，厥疾弗瘳[⑤]者，未之有也。抑尝论之，容色所见，左右上下，各有其部；脉息所动，寸关尺中，皆有其位。左颊者，肝之部，以合左手关位，肝胆之分，应于风木，为初之气；颜为心之部，以合于左手寸口，心与小肠之分，应于君火，为二之气；鼻为脾之部，合于右手关脉，脾胃之分，应于湿土，为四之气；右颊肺之部，合于右手寸口，肺与大肠之分，应于燥金，为五之气；颐为肾之部，以合于左手尺中，肾与膀胱之分，应于寒水，为终之气；至于相火，为三之气，应于右手、命门、三焦之分也。若夫阴阳五行，相生相胜之理，当以合之于色脉而推之也。是故《脉要精微论》曰：色合五行，脉合阴阳。《十三难》曰：色之与脉，当参相应，然而治病，万全之功，苟非合于色脉者，莫之能也。《五脏生成篇》云：心之合脉也，其荣色也。夫脉之大小、滑涩、沉浮，可以指别，五色微诊可以目察，继之以能合色脉，可以万全。谓夫赤脉之至也，喘而坚；白脉之至也，喘而浮；青脉之至也，长而左右弹；黄脉之至也，大而虚；黑脉之至也，上坚而大。此先言五色，次言五脉，欲后之学者，望而切之以相合也。厥后扁鹊明乎此，述之曰：望而知之谓之神，切脉而知之谓之巧。深得《内经》之理也。下迨[⑥]后世，有立方者，目之曰神巧万全，厥有旨哉！

【注释】

①烛：洞悉。②衃（pēi）：凝聚成紫黑色的瘀血。③从：顺。④炱（tái）：指烟气凝积而成的黑灰，俗称“烟子”“煤子”。⑤瘳（chōu）：病愈。⑥迨（dài）：等到。

治病必求于本

将以施其疗疾之法，当以穷其受病之源。盖疾疢[①]之原，不离于阴阳之二邪也，穷此而疗之，厥疾弗瘳者鲜矣。良工知其然，谓夫风、热、火之病，所以属乎阳邪之所客。病既本于阳，苟不求其本而治之，则阳邪滋蔓而难制；湿、燥、寒之病，所以属乎阴邪之所客，病既本于阴，苟不求其本而治之，则阴邪滋蔓而难图。诚能穷原疗疾，各得其法，万举万全之功，可坐而致也。治病必求于本，见于《素问·阴阳应象大论》者如此。夫邪气之基，久而传化，其变证不胜甚众也。譬如水之有本，故能游至汪洋浩瀚，派[②]而趋下以渐大；草之有本，故能荐[③]生茎叶实秀，而在上以渐蕃[④]。若病之有本，变化无穷，苟非必求其本而治之，欲去深感之患，不可得也。今夫厥阴为标，风木为本，其风邪伤于人也，掉摇而眩转，瞤[⑤]动而瘈疭[⑥]，卒暴强直之病生矣。少阴为标，君火为本，其热邪伤于人也，疮疡而痛痒，暴注而下迫，水液浑浊之病生矣。少阳为标，相火为本，其热邪伤于人也，为热而瞀瘈[⑦]，躁扰而狂越，如丧神守之病生矣。善为治者，风淫所胜，平以辛凉；热淫所胜，平以咸寒；火淫所胜，平以咸冷，以其病本于阳，必求其阳而疗之，病之不愈者，未之有也。太阴为标，湿土为本，其湿邪伤于人也，腹满而身肿，按之而没指，诸痉强直之病生矣。阳明为标，燥金为本，其燥邪伤于人也，气滞而膹郁，皮肤以皴揭[⑧]，诸涩枯涸之病生矣。太阳为标，寒水为本，其寒邪伤于人也，吐利而腥秽，水液以清冷，诸寒收引之病生矣。善为治者，湿淫所胜，平以辛热，以其病本于阴，必求其阴而治之，病之不愈者，未之有也。岂非将以疗疾之法，当以穷其受病之源者哉？抑尝论之，邪气为病，各有其候，治之之法，各有其要，亦岂止于一端而已。其在皮者，汗而发之；其入里者，下而夺之；其在高者，因而越之，谓可吐也；慓悍者，按而收之，谓按摩也；藏寒虚夺者，治以灸焫[9]；脉病挛痹者，治以针刺；血实蓄结肿热者，治以砭石；气滞、痿厥、寒热者，治以导引；经络不通，病生于不仁者，治以醪醴[10]；血气凝泣，病生于筋脉者，治以熨药。始焉求其受病之本，终焉蠲[11]其为病之邪者，无出于此也。噫！昔黄帝处于法宫之中，坐于明堂之上，受业于岐伯，传道于雷公，曰：阴阳者，天地之道也，纲纪万物，变化生杀之妙，盖有不测之神，斡旋宰制于其间也。人或受邪生病，不离于阴阳也，病既本于此，为工者岂可他求哉？必求于阴阳可也。《至真要大论》曰：有者求之，无者求之。此求其病机之说，与夫求于本其理一也。

【注释】

①疢疢（chèn）：疾病，病害。 ②泒（gū）：本指古河名，源出中国山西，流至天津入海。此处指流动。 ③荐：频仍，屡次。 ④蕃（fán）：茂盛，蕃茂。 ⑤瞤（shùn）：眼皮跳动。 ⑥瘈疭（chì zòng）：痉挛的症状。⑦瞀瘈（mào chì）：瞀，目眩眼花或心烦闷乱、神识昏糊。瘈，四肢抽搐。⑧皴（cūn）揭：肌肤起皴成折的一种病证，多因风燥伤于皮表，血分郁滞或脱水失血耗伤津液，气滞血枯所致。 ⑨焫（ruò）：用燃烧草药熏灼治病的方法。 ⑩醪醴（láo lǐ）：泛指酒类，古代用以治病。 ⑪蠲（juān）：除去，免除。

卷一

中风一

中风大率主血虚有痰，治痰为先，次养血行血。或属虚，挟火（一作痰）。与湿，又须分气虚、血虚。半身不遂，大率多痰，在左属死血、瘀（一作少）。血，在右属痰、有热，并气虚。左以四物汤加桃仁、红花、竹沥、姜汁；右以二陈汤、四君子等汤，加竹沥、姜汁。痰壅盛者、口眼㖞斜者、不能言者，皆当用吐法，一吐不已再吐。轻者用瓜蒂一钱，或稀涎散，或虾汁。以虾半斤，入酱、葱、姜等料物水煮，先吃虾，次饮汁，后以鹅翎探引吐痰。用虾者，盖引其风出耳。重者用藜芦半钱，或三分，加麝香少许，虀[①]汁调，吐。若口噤昏迷者，灌入鼻内吐之。虚者不可吐。气虚卒倒者，用参芪补之。有痰，浓煎参汤加竹沥、姜汁。血虚用四物汤，俱用姜汁炒，恐泥痰故也。有痰再加竹沥，姜汁入内服。能食者，去竹沥，加荆沥。肥白人多湿，少用乌头、附子行经。凡用乌、附，必用童便煮过，以杀其毒。初昏倒，急掐人中至醒，然后用痰药，以二陈汤、四君子汤、四物汤加减用之。瘦人阴虚火热，用四物汤加牛膝、竹沥、黄芩、黄柏，有痰者，加痰药。治痰，气实而能食，用荆沥；气虚少食，用竹沥。此二味开经络，行血气故也。入四物汤必用姜汁助之。遗尿属气，以参芪补之。筋枯者，举动则痛，是无血，不能滋养其筋，不治也。《脉诀》内言诸不治证：口开手撒，眼合遗尿，吐沫直视，喉如鼾睡，肉脱筋痛，发直摇头上窜，面赤如妆，或头面青黑，汗缀如珠，皆不可治。

案《内经》已下，皆谓外中风邪，然地有南北之殊，不可一途而论。惟刘守真作将息失宜，水不能制火，极是。由今言之，西北二方，亦有真为风所中者，但极少尔。东南之人，多是湿土生痰，痰生热，热生风也。邪之所凑，其气必虚，风之伤人，在肺脏为多。许学士谓：气中者，亦有此七情所伤，脉微而数，或浮而紧，缓而迟必也。脉迟浮可治，大数而极者死。若果外中者，则东垣所谓中血脉、中腑、中脏之理。其于四肢不举，亦有与痿相类者，当细分之。《局方》[②]风痿同治，大谬，《发挥》[③]甚详。子和用三法，如的系邪气卒中，痰盛实热者可用，否则不可。

【入方】

肥人中风，口㖞，手足麻木，左右俱作痰治。

贝母　瓜蒌　南星　荆芥　防风　羌活　黄柏　黄芩　黄连　白术　陈皮　半夏　薄桂　甘草　威灵仙　天花粉

多食湿面，加附子、竹沥、姜汁、酒一匙，行经。

一妇手足左瘫，口不能语，健啖。

防风　荆芥　羌活　南星　没药　乳香　木通　茯苓　厚朴　桔梗　麻黄　甘草　全蝎

上为末，汤酒调下，不效。时春脉伏，渐以淡盐汤、齑汁每早一碗，吐五日，仍以白术、陈皮、茯苓、甘草、厚朴、菖蒲，日二帖，后以川芎、山栀、豆豉、瓜蒂、绿豆粉、齑汁、盐汤吐之，吐甚快，不食，后以四君子汤服之，以当归、酒芩、红花、木通、粘子、苍术、姜南星、牛膝、茯苓为末，酒糊丸，服十日后，夜间微汗，手足动而能言。

一人瘫左。

酒连　酒芩　酒柏　防风　羌活　川芎　当归（半两）　南星　苍术　人参（一两）　麻黄　甘草（三钱）　附子（三片）

上丸如弹子，酒化下。

一人体肥中风，先吐，后以药。

苍术　南星　酒芩　酒柏　木通　茯苓　牛膝　红花　升麻　厚朴　甘草

【附录】

风者，百病之始，善行而数变。行者，动也。风本为热，热胜则风动，宜以静胜其燥，养血是也。治须少汗，亦宜少下，多汗则虚其卫，多下则损其荣。治其在经，虽有汗下之戒，而有中脏、中腑之分。中腑者，宜汗之；中脏者，宜下之。此虽合汗下，亦不可太过，汗多则亡阳，下多则亡阴，亡阳则损其气，亡阴则损其形。初谓表里不和须汗下之，表里已和是宜治之在经。其中腑者，面显五色，有表证而脉浮，恶风恶寒，拘急不仁，或中身之后、身之前、身之侧，皆曰中腑也，其治多易。中脏者，唇吻不收，舌不转而失音，鼻不闻香臭，耳聋而眼瞀，大小便秘结，或眼合直视，摇头口开，手撒遗溺，痰如拽锯，鼻鼾，皆曰中脏也，中脏者，多不治也。六腑不和，留结为痈；五脏不和，九窍不通。无此乃在经也。辨证既真，宜以大药养之，当顺时令而调阴阳，安脏腑而和营卫，少有不愈者也。风中腑者，先以加减续命汤，随证发其表，如兼中脏，则大便多秘涩，宜以三化汤通其滞，初证已定，别无他变，以大药和治之。大抵中腑者，多著四肢；中脏者，多滞九窍。中腑者，多兼中脏之证，至于舌强失音，久服大药能自愈也。又因气中，其证与中风相似，但风中多痰涎，气中口中无涎，治之之法，调气为先。经言：治风者以理气，气顺则痰消，徐理其风庶可收效。又有中暑，言不变，志不乱，病在分腠之间者，只宜温肝，取解汗为可复也。凡中风，脉多沉伏，大法浮迟者吉，沉实者凶。先用麻油调苏合香丸，或用姜汁，或葱白汤调。如口噤，抉[④]开灌之，稍苏则服八味顺气散。若痰盛者，只以省风导痰汤服之，若卧则昏沉不省人事，口噤，急以生半夏末吹入鼻中，或用细辛、皂角为末吹之，喷嚏则苏，无嚏者不治。肥人中者，以其气盛于外而歉于内也。肺为气出入之道，肥者气必急，气急必肺邪盛，肺金克木，胆为肝之腑，故痰涎壅盛，所以治之必先理气为急。中后气未顺，痰未除，调理之剂惟当以藿香正气散和星香散煎服。此药非特可治中风之证，治中气、中恶尤宜，寻常止呕多痰者，亦可用之。若前症多怒，宜小续命汤加羚羊角；热而渴者，汤中去附子，加秦艽[⑤]半钱；恍惚错语，加茯神、远志各半钱；不得睡，加酸枣仁半钱；不能言，加竹沥一蚬[⑥]壳许；人虚无力者，去麻黄，加人参如其数。若人自苏，能言能食，惟身体不遂，急则挛蜷，缓则亸曳[⑦]，经年不愈，以加减地仙丹常服。若饮食坐卧如常，但失音不语，只以小续命去附子，加石菖蒲一钱。治风之法，初得之即当顺气，及日久即当活血，此万古不易之理，惟可以四物汤吞活络丹，愈者正是此义。若先不顺气化痰，遽用乌、附，又不活血，徒用防风、天麻、羌活辈，吾未见能治也。又见风中于肤腠，辄用脑、麝治之者，是引风入骨髓也，尤为难治，深可戒哉。如口㖞斜未正者，以蓖麻去壳烂捣，右㖞涂左，左㖞涂右，或鳝鱼血入麝香少许，涂之即正。嚏嚏，初卒倒僵仆，不知人事，急以皂角末或不卧散于鼻内，吹之，就提头顶发，立苏。若有嚏者可治，无嚏者不治。经曰：风从汗泄，以可微汗，正如解表，表实无汗者，散之劫之；表虚自汗者，温之解之。若气滞者，难治，宜吐之。（余症见前。）可下者，此因内有便溺之阻隔，故里实，若三五日不大便者，可与机要三化汤，或子和搜风丸，老人只以润肠丸。理气者，气滞、气郁、肩膊麻痛之类，此七情也，宜乌药顺气、八味顺气之类；理血者，无表里之急，血弱举发不时者，用大秦艽汤，或羌活愈风汤，兼用化痰丸子。灸，可灸风池、百会、曲池、合谷、风市、绝骨、环跳、肩髃[⑧]、三里等穴，皆灸之以凿窍疏风。

【附方】

二陈汤

半夏（泡） 陈皮（二两半） 白茯苓（半两） 甘草（炙，七钱半）

上㕮咀[9]，每服四钱，水一盏，生姜七片，乌梅一个，煎。

四君子汤 （见脾胃类）

四物汤 （见妇人类）

稀涎散 治中风，忽然若醉，形体昏闷，四肢不收，涎潮搐搦[10]。

猪牙皂角（四条，去黑皮） 白矾（一两）

上为末，每服三字，温水灌下，但吐出涎便醒。虚人不可大吐。

通顶散 治中风中气，昏愦不知人事，急用吹鼻即苏。

藜芦 生甘草 川芎 细辛 人参（各一钱） 石膏（五钱）

上为末，吹入鼻中一字，就提头顶中发立苏，有嚏者可治。

八味顺气散

白术 白茯苓 青皮 白芷 陈皮（去白） 台乌 人参（各一两） 甘草（五钱）

每服五钱，水一钟半，煎七分，温服。仍以酒化苏合香丸间服。

乌药顺气散

麻黄 陈皮 台乌（各二两） 白僵蚕（炒） 川芎 枳壳（炒） 甘草（炙） 白芷 桔梗（各一两） 干姜（炮，半两）

上为末，每服三钱，水二盏，生姜三斤，枣一枚，煎服。

星香汤

南星（八钱） 木香（一钱）

分二服，水一钟，姜十片，煎服。

省风汤

南星（生，八两） 防风（四两） 独活 附子（生，去皮脐） 全蝎（炒） 甘草（生，各二两）

每服四钱，水一钟半，生姜十片，煎服。

小省风汤 与导痰汤相合煎服。导痰汤见痰类。

防风 南星（生，各四两） 半夏（米泔浸） 黄芩 甘草（生，各二两）

每服四钱，姜十片。

小续命汤

麻黄（去节） 人参 黄芩 芍药 川芎 甘草（炙） 杏仁（炒，去皮尖） 防己 桂（各一两） 防风（一两半） 附子（炮，去皮脐，半两）

每服五钱，水一盏半，姜五片，枣一枚，煎温服，取微汗。随人虚实与所中轻重加减于后：若热者，去附子，入白附子亦可；筋急拘挛，语迟脉弦，加薏苡仁；若筋急，加人参，去黄芩、芍药，以避中寒，服后稍轻，再加当归；烦燥不大便，去附、桂，倍加芍药、竹沥；如大便三五日不去，胸中不快，加枳壳、大黄；如言语謇涩[11]，手足颤掉[12]，加菖蒲、竹沥；若发渴，加麦门冬、葛根、瓜蒌根；身体痛，加羌活，搐者亦加之；烦燥多惊，加犀角、羚羊角；汗多者，去麻黄。

家宝丹 治一切风疾瘫痪，痿痹不仁，口眼㖞僻者。邪入骨髓可服。

川乌 南星 五灵脂（姜汁制，另研） 草乌（各六两） 白附子 全蝎 没药 辰砂（各二两） 羌活 乳香 僵蚕（炒，三两） 片脑（五钱） 天麻（三两） 麝香（二钱半） 地龙（四两） 雄黄 轻粉（各一两）

上为末，作散，调三分，不觉，半钱，或蜜丸如弹子大，含化，茶酒皆可。

如神救苦散　治瘫痪，风湿痹走注，疼痛不止。此劫剂也，非痛不可服，痛止则已。

米壳（一两，去顶膜，蜜炒）　陈皮（五钱）　虎骨（酥炙）　乳香（研）　没药（研）　甘草（各二钱半）

上为末，每服三钱，水一盏煎，连渣服。病在上食后，在下食前。煎时须顺搅之。

大秦艽汤　治中风，外无六经之形证，内无便溺之阻隔，知血弱不能养筋，故手足不能运动，舌强不能言语，宜养血而筋自荣。

秦艽　石膏（各二两）　甘草　川芎　当归　白芍　羌活　防风　黄芩　白芷　白术　生节[13]　熟节　茯苓　独活（各一两）　细辛（半两）　春夏加知母（一两）

上㕮咀，每服一两，水煎服，无时。如遇天阴，加生姜七片；心下痞，加枳实一钱。

三化汤　外有六经之形证，先以加减续命汤治之，若内有便溺之阻隔，以此汤主之。

厚朴　大黄　枳实　羌活（等分）

每服三两，水煎服，以利为度。

【附录】

法曰：四肢不举，俗曰瘫痪。故经所谓大过则令人四肢不举，又曰上大过则敦阜[14]。阜，高也；敦，厚也。既厚而又高，则令除去，此真所谓膏粱之疾，非肾肝经虚，何以明之？经所谓三阳三阴发病，偏枯痿易，四肢不举，三阴不足则发偏枯，三阳有余则为痿易，易为变易，常用而痿弱无力也。其治则泻，令气弱阳衰，土平而愈，故以三化汤下之，若脾虚则不用也。经所谓土不及则卑陷。卑，下也；陷，坑也。故脾病四肢不用，四肢皆禀气于胃，而不能至经，必因脾方可得禀受也。今脾

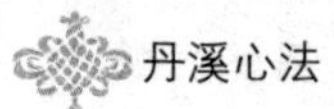

不能与胃行其津液，四肢不得禀水谷，气日以衰，脉道不利，筋骨肌肉皆无气以生，故不用焉，其治可大补十全散加减，四物汤去邪留正。

愈风汤　中风症，内邪已除，外邪已尽，当服此药，以行导诸经。久服大风悉去，纵有微邪，只从此药加减治之。然治病之法不可失于通塞，或一气之微汗，或一旬之通利，如此乃常治之法也。久则清浊自分，荣卫自和。如初觉风动，服此不至倒仆。

羌活　甘草（炙）　防风　防己　黄芪　蔓荆子　川芎　独活　细辛　枳壳　麻黄（去根）　地骨皮　人参　知母　甘菊　薄荷（去梗）　白芷　枸杞子　当归　杜仲（炒）　秦艽　柴胡　半夏　厚朴（姜制）　前胡　熟苄（各二两）　白茯苓　黄芩（三两）生苄　苍术　石膏　芍药（各四两）　桂（一两）

上剉，每服一两，水二钟，生姜三片，煎，空心一服，临卧煎渣。空心一服，吞下二丹丸，为之重剂；临卧一服，吞下四白丹，为之轻剂。立其法是动以安神，静以清肺。假令一气之微汗，用愈风汤三两，加麻黄一两，匀作四服，加生姜空心服，以粥投之，得微汗则佳。如一旬之通利，用愈风汤三两，加大黄一两，亦匀作四服，如前服，临卧服，得利为度。此药常服之，不可失四时之辅。如望春大寒之后，本方中加半夏、人参、柴胡各二两，木通四两，谓迎而夺少阳之气也。如望春谷雨之后，本方中加石膏、黄芩、知母各二两，谓迎而夺阳明之气也。季夏之月，本方中加防己、白术、茯苓各二两，谓胜脾土之湿也。初秋大暑之后，本方中加厚朴一两，藿香一两，桂一两，谓迎而夺太阴之气也。望冬霜降之后，本方中加附子、官桂各一两，当归二两，谓胜少阴之气也。如得春气候，减冬所加，四时类此。此虽立四时加减，更宜临病之际，审察虚实寒热土地之宜，邪气多少，此药具七情六欲四气，无使五脏偏胜，及不动于荣卫，如风秘服之，永不结燥。此药与天麻丸相为表里，治未病之圣药也。

若已病者，更宜常服。无问男女老幼，惊痫搐搦、急慢惊风、四时伤寒等病，服之神效。

四白丹　能清肺气养魄，谓中风者多昏冒，气不清利也。

白术　砂仁　白茯苓　香附　防风　川芎　甘草　人参（各半两）　白芷（一两）　羌活　独活　薄荷（各二钱半）　藿香　白檀香（各一钱半）知母　细辛（各一钱）甜竹叶（二两）　麝香（一钱，另研）　龙脑（另研）　牛黄（各半钱，另研）

上为末，炼蜜丸，每两作十丸，临卧嚼一丸，分五七次，细嚼之，煎愈风汤咽下。能上清肺气，下强骨髓。

二丹丸　治健忘，养神定志和血，内以安神，外华腠理。

丹参　天门冬　熟节（各一两半）　甘草　麦门冬　白茯苓（各一两）　人参　远志（去心）　朱砂（各半两，研为末）　菖蒲（半两）

上为末，炼蜜丸如梧桐子大，每服五十丸至百丸，空心食前，煎愈风汤送下。

泻青丸　治中风自汗，昏冒，发热不恶寒，不能安卧，此是风热烦躁之故也。

当归　川芎　栀子　羌活　大黄　防风　龙胆草（等分）

上末，蜜丸弹子人，每服 丸，竹叶汤化下。

天麻丸　治风因热而生，热胜则动，宜以静胜其躁，是养血也。

天麻　牛膝（二味用酒同浸三日，焙干）　萆薢[15]（另研）　玄参（各六两）　杜仲（炒，去丝，七两）　附子（炮，一两）　羌活（十四两）　川归（十两）　生节（一斤）

上为末，蜜丸，梧桐子大，每服五七十丸，空心，温酒、白汤皆可下。一方有独活五两，去肾间风。

藿香正气散

大腹皮　茯苓　白芷　紫苏（各一两）　陈皮　苦梗　白术

厚朴　半夏曲　甘草（各二两）　藿香（三两）

上为末，每服二钱，姜三片，枣一枚，煎服。

地仙丹

牛膝　苁蓉　附子　川椒（各四两）　地龙　木鳖子（各二两）　覆盆子　白附子　菟丝子　赤豆　南星　骨碎补　羌活　何首乌　狗脊　萆薢　防风　乌药（各二两）　白术　甘草　白茯苓　川乌（各一两）　人参　黄芪（各一两半）

上为末，酒糊丸，每服三四十丸，空心酒下。

活络丹

南星（炮）　川乌　草乌（并炮，去皮尖）　地龙（去土，各六两）　乳香（研）　没药（研，各二两二钱）

上为末，酒糊丸，桐子大，每服二十丸，空心日午冷酒下，荆芥茶亦得。

不卧散（子和方）

川芎（两半）　石膏（七钱半）　藜芦（五钱）　甘草（生，二钱半）

上为细末，口噙水搐之。

子和搜风丸

人参　茯苓　南星　薄荷（各半两）　干姜　寒水石　生白矾　蛤粉　黄芩　大黄（各一两）　滑石　牵牛（各四两）　藿香（一分）　半夏（一两）

上为末，水丸如小豆大，生姜汤下，日三。

润肠丸

麻子仁（另研）　大黄（酒煨，各一两半）　桃仁泥　归尾　枳实（麸炒）　白芍　升麻（半两）　人参　生甘草　陈皮（各三钱）　木香　槟榔（各二钱）

上除麻仁、桃仁外，为末，却入二仁泥，蜜丸梧子大，每服七八十丸，温水食前下。

【注释】

①虀（jī）：同“齑”：本意指腌制过的韭菜，也泛指经腌制、切碎制成的菜，又特指蒜、姜碎末等调味品。 ②《局方》：宋代太平惠民和剂局编写的《太平惠民和剂局方》，是全世界第一部由官方主持编撰的成药标准。③《发挥》：元代医学家朱震亨所撰的《局方发挥》。 ④抉：撬开。 ⑤秦艽（jiāo）：一种龙胆科植物，是治疗风湿关节痛、结核病、潮热、黄疸等证的主药。 ⑥蚬（xiǎn）：一种双壳纲软体动物，栖息于湖泊、江河中。 ⑦亸曳（duǒ yè）：筋脉弛缓无力，类似四肢不收。 ⑧肩髃（yú）：属于手阳明大肠经的腧穴，在肩部三角肌上，臂外展或向前平伸时，当肩峰前下方凹陷处。⑨㕮（fǔ）咀：本指用口将药物咬碎，以便煎服，后指用其他工具切片、捣碎或剉末。 ⑩搐搦（chù nuò）：肌肉不自觉地抽动、痉挛。 ⑪言语謇涩（jiǎn sè）：指因舌体僵硬、运动不灵而致发音困难、言语不清。 ⑫颤（chàn）掉：抖动，摇动。 ⑬苄（hù）：地黄。 ⑭敦阜（dūn fù）：土运太过。 ⑮萆薢（bì xiè）：中药名，可治膏淋、白浊、白带过多、风湿痹痛、关节不利、腰膝疼痛等。

中寒二（附伤寒伤风）

主乎温散。有卒中天地之寒气者，有口得寒物者。从补中益气汤中加发散药。属内伤者十居八九，其法邪之所凑，其气必虚，只用前汤中从所见之证出入加减。必先用参芪托住正气，气虚甚者少加附子，以行参芪之剂，如果气虚者，方可用此法。胃气大虚，必当温散，理中汤相宜，甚者加附子。仓卒感受大寒之气，其病即发，非若伤寒之邪，循经以渐而深也。已上治法，宜用于南，不宜北。

戴云：此伤寒谓身受肃杀之气，口伤生冷物之类，因胃气大虚，肤腠疏豁，病者脉必沉细，手足厥冷，息微身倦，虽身热亦不渴，倦言动者是也。宜急温之，迟则不救矣。与热证若相似而实不同，凡脉数者，或饮水者，烦躁动摇者，皆热病。寒热二证，若水火，然不可得而同治，误即杀人。

【附录】

凡证与伤寒相类者极多，皆杂证也，其详出《内经·热论》。自长沙以下，诸家推明至甚，千世之下，能得其粹者，东垣[①]也。其曰：内伤极多，外伤间而有之。此发前人之所未发，后人徇俗[②]，不能真切，雷同指为外伤，极谬。其或可者，盖亦因其不敢放肆，而多用和解及平和之药散之尔，若粗率者，则必杀人。初有感冒等轻证，不可便认作伤寒妄治。西北二方极寒，肃杀之地，故外感甚多；东南二方，温和之地，外伤极少。杂病亦有六经所见之证，故世俗混而难别。

正治温散，宜桂枝汤、四逆汤辈，甚者三建汤、霹雳散。从治用热药，加凉剂引之，或热药须俟冷饮最妙。经曰：从而逆之。此之谓也。反攻用煎乌头之类。

伤风属肺者多，宜辛温或辛凉之剂散之。

戴云：新咳嗽，鼻塞声重者是也。

【附方】

补中益气汤　（见内伤类。）

理中汤

人参　甘草　干姜　白术（等分）

上剉，每服五钱，水煎温服。

桂枝汤

桂枝　赤芍（各一两半）　甘草（一两）　生姜（一两半）　大枣

上剉，每服五钱，水煎温服。

四逆汤

甘草（炙，二两）　干姜（一两半）　附子（半两）

上剉，每服五钱，水煎温服。

三建汤

大川乌　附子　天雄（并炮，等分）

上剉，每四钱，水二盏，姜十五片，煎服。

霹雳散

附子一枚，及半两者，炮熟取出，用冷灰焙之，细研，入真臈[3]茶一大钱同和，分二服，每服水一盏，煎六分，临熟入蜜半匙，放温服之。

姜附汤　治中寒身体强直，口噤不语，逆冷。

干姜（一两）　附子（生，去皮脐，一斤）

上剉，每服三钱，水煎服。挟气攻刺，加木香半钱；挟气不仁，加防风一钱；挟湿者，加白术；筋脉牵急，加木瓜；肢节痛，加桂二钱。

消风百解散　治伤风头疼发热，鼻塞声重。

荆芥　白芷　陈皮　麻黄　苍术　甘草（等分）

上剉，用姜三片，葱白三根，水煎服。

神术散　治伤风头痛，鼻塞声重。（方见痢类。）

【注释】

①东垣：金元时期的医学家李杲，晚年自号东垣老人。　②徇（xùn）俗：顺随时俗。　③臈：同“腊”。

中暑三（附暑风注夏）

暑证用黄连香薷[1]饮。挟痰加半夏、南星；虚加人参、黄芪。暑病内伤者，用清暑益气汤。著暑气是痰，用吐。注夏属阴虚，元气不足，夏初春末，头疼脚软，食少体热者是，宜补中益气汤去柴胡、升麻，加炒柏、白芍药。挟痰者，加南星、半夏、陈皮煎服，又或用生脉汤。暑气挟痰、挟火实者，可用吐法。

暑乃夏月炎暑也，盛热之气者，火也。有冒、有伤、有中，三者有轻重之分，虚实之辨。或腹痛水泻者，胃与大肠受之；恶心者，胃口有痰饮也。此二者冒暑也，可用黄连香薷饮、清暑益气汤。盖黄连退暑热，香薷消蓄水，或身热头疼，躁乱不宁者，或身如针刺者，此为热伤在分肉也。当以解毒汤、白虎汤加柴胡，如气虚者加人参。或咳嗽，发寒热，盗汗出不止，脉数者，热在肺经，用清肺汤、柴胡天水散之类，急治则可，迟则不救，成火乘金也，此为中暑。凡治病，须要明白辨别，慎勿混同施治。春秋间亦或有之，切莫执一，随病处方为妙。

戴云：暑风者，夏月卒倒，不省人事者是也。有因火者，有因痰者。火，君相二火[②]也；暑，天地二火也。内外合而炎烁[③]，所以卒倒也。痰者，人身之痰饮也，因暑气入而鼓激痰饮，塞碍心之窍道，则手足不知动蹑[④]而卒倒也。此二者皆可吐。《内经》曰：火郁则发之。吐即发散也，量其虚实而吐之，吐醒后，可用清剂调治之。

【入方】

暑汤

生苄　麦门冬　牛膝　炒柏　知母　葛根　甘草

上㕮，水煎服。

【附录】

中暍[⑤]是阳证，中暑是阴证。脉沉弱者，切不可用寒凉药。清热宜天水、五苓，又白虎汤皆可。热闷恍惚，辰砂五苓散。脉弦实，黄连香薷汤。热甚自汗而渴，便涩者，五苓分利之，或桂苓甘露饮。吐泻，脉沉微甚者，可用附子大顺散。伏热伤冷，缩脾饮、冷香饮子皆可，浸冷服之。或剥蒜肉入鼻中，或研蒜水解灌之。盖蒜气臭烈，能通诸窍故也。

【附方】

生脉汤

人参　麦门冬　五味子

上剉，水煎服。

黄龙丸　治一切暑毒。

赤亮雄黄（五钱）　硫黄　硝石（各一两）　滑石　明矾（各半两）　好面（四两）

上为末，水丸，梧子大，每服五七十丸，白汤下。

却暑散　治冒暑伏热，头目眩晕，呕吐泄痢，烦渴背寒，面垢。

赤茯苓　生甘草（各四两）　寒食面[6]　生姜（各一斤）

上为末，每服二钱，白汤调下。

香薷饮　治伤暑，脏腑不调，霍乱吐利，烦渴引饮。

白扁豆（炒）　厚朴（姜制，八两）　香薷（一斤）

上水煎，入酒少许，沉冷服。

黄连香薷饮

香薷（一斤）　厚朴（制，半斤）　黄连（四两）

上㕮咀，每二三钱，水煎服。

大顺散

甘草（断寸长，三两）　干姜　杏仁　桂（四两）

上将甘草用白沙炒黄，次入干姜同炒，令姜裂，次入杏仁同炒，不作声为度，筛去沙，入桂为末，每服二三钱，水煎，温服。如烦燥，井花水[7]调服，以沸汤点服亦得。

十味香薷饮

香薷（一两）　人参　陈皮　白术　茯苓　黄芪　木瓜　厚朴（姜炒）　扁豆　甘草（炙，各半两）

上为末，每二钱，热汤或冷水调服。㕮咀，煎亦得。

清暑益气汤　治长夏湿热蒸人，人感之四肢困倦，精神少，懒于动作，胸满气促，支节疼，或气高而喘，身热而烦，心下膨闭，小便黄而数，大便溏而频，或痢或渴，不思饮食，自汗体虚。

黄芪　苍术（剉）　升麻（各一钱）　人参　白术　神曲　陈皮（各半钱）　甘草（炙）　酒柏　麦门冬　当归（各三分）　葛根（二分）　五味子（九个）　泽泻（五分）　青皮（二分半）

上㕮咀，作一服，水二大盏，煎至一盏，去渣，大温服，食远。

补中益气汤　（见内伤类。）

天水散

滑石（六两）　甘草（炙，一两）

上为极细末，水调服。

五苓散

白术　猪苓　茯苓（各一两半）　桂（一两）　泽泻（二两半）

加辰砂，名辰砂五苓散。

人参白虎汤　治暑热发渴，脉虚。

人参（一钱半）　知母（二钱）　石膏（半两）　甘草（一钱）

上㕮咀，入粳米一合，水煎服。

桂苓甘露饮（宣明方）

茯苓　泽泻（各一两）　石膏　寒水石（各二两）　滑石（四两）　白术　桂　猪苓（各半两）

上为末，每服三钱，白汤调下。

缩脾饮解伏热，除烦渴，消暑毒，止吐泻霍乱。

砂仁　草果　乌梅肉　甘草（炙，各四两）　扁豆（炒）　葛根（各一两）

上㕮咀，每服四钱，水煎冷服。

冷香饮子　治伤暑渴，霍乱腹痛，烦躁，脉沉微或伏。

草果仁（三两）　附子　陈皮（各一两）　甘草（半两）

上㕮咀，每服一两，入姜煎，水旋冷服。

黄连解毒汤

黄连　黄柏　黄芩　栀子（等分）

上㕮咀，水煎。

【注释】

①香薷（rú）：药材名，能发汗解表，化湿和中，利水消肿。②君相二火：即君火和相火，二火相互配合，以温养脏腑，推动功能活动。君火，指心火。相火，一般认为命门、肝胆、三焦均内有相火，但相火的根源主要发自命门。③炎烁：灼热。④躡：踩，踏。⑤中暍（yē）：阴寒之暑证。⑥寒食面：药材名，做法是：用白面一斤，外再以面半斤调稠浓，捍成薄片二块，将前面包合于中，周遭捏紧合口。于清明正日，蒸熟挂透风处阴干，用面包藏，越久效果越好。⑦井花水：清晨时井中聚天一之气，浮结于水面，此时用瓷器轻取之水，即为井花水，其性阴，可治疗下元不足，有补阴之功；还可领龙直入肾经，有腾肾之妙。

中湿四

《本草》云：苍术治湿，上下部皆可用。二陈汤中加酒芩、羌活、苍术，散风行湿。脾胃受湿，沉困无力，怠惰好卧。去痰须用白术。上部湿，苍术功烈；下部湿，宜升麻提之。外湿宜表散，内湿宜淡渗。若燥湿，以羌活胜湿汤、平胃散之类。若风湿相搏，一身尽痛，以黄芪防己汤。若湿胜气实者，以神佑丸、舟车丸服之；气虚者，桑皮、茯苓、人参、葶苈[1]、木香之类。凡肥人沉困怠惰，是湿热，宜苍术、茯苓、滑石。凡肥白之人沉困怠惰，是气虚，宜二术[②]、人参、半夏、草果、厚朴、芍药。凡黑瘦而沉困怠惰者，是热，宜白术、黄芩。凡饮食不节，脾胃受伤，不能递送，宜枳术丸。去上焦湿及热，须用黄芩，泻肺火故也。又如肺有湿，亦宜黄芩；如肺有虚热，宜天门冬、麦门冬、知母，用黄芩多则损脾。去中焦湿与痛热，用黄连，泻心火故也；如中焦有实热，亦宜黄连；若脾胃虚弱不能运转而郁闷，宜黄芩、白术、干葛；若中焦湿热积久而痛，乃热势甚盛，宜黄连，用姜汁炒。去下焦湿肿及痛，并膀胱有火邪者，必须酒洗防己、黄柏、知母、草龙胆。又云：凡下焦有湿，草龙胆、防己为君，甘草、黄柏为佐。如下焦肿及痛者，是湿热，宜酒防己、草龙胆、黄芩、苍术。若肥人、气虚之人肿痛，宜二术、南星、滑石、茯苓。黑瘦之人，下焦肿痛，宜当归、桃仁、红花、牛膝、槟榔、黄柏。

戴云：湿有自外入者，有自内出者，必审其方土之致病源。东南地下，多阴雨地湿，凡受必从外入，多自下起，以重腿脚气者多，治当汗散，久者宜疏通渗泄；西北地高，人多食生冷湿面、湩酪[③]，或饮酒后寒气怫郁，湿不能越，以致腹皮胀痛，甚则水鼓胀满，或通身浮肿，按之如泥不起，此皆自内而出也。辨其元气多少而通利其二便，责其根在内也。此方土内外，亦互相有之，但多少不同，须对症施治，不可执一。

【附方】

二陈汤（见中风类。）

羌活胜湿汤

羌活　独活（各一钱）藁本[④]　防风　甘草（炙）　川芎（各五分）　蔓荆子（三分）

上㕮咀，作一服，水二盏，煎至一盏，去渣，大温服，空心。如身重，腰沉沉然，加酒洗防己五分，轻者附子五分，重者川乌五分。

平胃散（见厥类。）

防己黄芪汤　治风湿脉浮，身重汗出，恶风或痛。

防己（一两）　甘草（炙，半两）　白术（七钱半）　黄芪（一两一钱）

上㕮咀，每服一两，入姜枣煎。喘者加麻黄；胃气不利加芍药；气上冲加桂枝；下有寒加细辛。

三花神佑丸　治一切水湿肿病，大腹实胀，喘满。

轻粉（一钱）　大黄（一两，为末）　牵牛（二两）　芫花（醋拌炒）　甘遂　大戟（各半两）

上为末，滴水丸，小豆大，初服五丸，每服加五丸，温水下，无时，日三。

舟车丸

大黄（二两）　甘遂　大戟　芫花　青皮　陈皮（各一两）　牵牛（头末四两）　木香（半两）

上为末，水丸如梧子大。每服六七十丸，白汤下，随证加减。

枳术丸（见内伤类。）

升阳除温汤（见泄泻类。）

【注释】

①葶苈（tíng lì）：药材名，主要功用是泻肺降气、消肿除痰、止咳定喘。②二术：苍术和白术的并称。③湩（dòng）酪：奶酪。④藁（gǎo）本：药材名，可治疗风寒表证、巅顶疼痛、风湿痹痛。

火六

火，阴虚火动难治。火郁当发，看何经。轻者可降，重者则从其性而升之。实火可泻，黄连解毒之类，虚火可补。小便降火极速。凡气有余便是火，不足者是气虚。火急甚重者，必缓之，以生甘草兼泻兼缓，参术亦可。人壮气实，火盛颠狂者，可用正治，或硝黄冰水之类。人虚火盛狂者，以生姜汤与之，若投冰水正治，立死。有补阴即火自降，炒黄柏、生地黄之类。凡火盛者，不可骤用凉药，必兼温散。可发有二：风寒外来者可发，郁者可发。气从左边起者，乃肝火也；气从脐下起者，乃阴火也；气从脚起，入腹如火者，乃虚之极也。盖火起于九泉之下多死，一法用附子末津调，塞涌泉穴，以四物汤加降火药服之妙。阴虚证本难治，用四物汤加炒黄柏，降火补阴。龟板补阴，乃阴中之至阴也。四物加白马胫骨，降阴中火，可代黄连、黄芩。黄连、黄芩、栀子、大黄、黄柏降火，非阴中之火不可用。生甘草缓火邪；木通下行泻小肠火。人中白泻肝火，须风露中二三年者。人中黄大凉，治疫病须多年者佳。中气不足者，味用甘寒。山栀子仁大能降火，从小便泄去，其性能屈曲下降，人所不知，亦治痞块中火邪。

【入方】

左金丸　治肝火。一名回令丸。

黄连（六两，一本作芩）　吴茱萸（一两或半两）

上为末，水丸或蒸饼丸，白汤下五十丸。

【附录】

诸热瞀瘈，暴喑冒昧，躁扰狂越，骂詈惊骇，胕肿疼酸，气逆冲上，禁慄如丧神守，嚏呕，疮疡，喉痹，耳鸣及聋，呕涌溢食不下，目昧不明，暴注瞤瘈[①]，暴病，暴死，五志七情过极，皆属火也。火者有二：曰君火、人火也；曰相火、天火也。火内阴而外阳，主乎动者也，故凡动皆属火。以名而言，形质相生，配于五行，故谓之君；以位而言，生于虚无，守位禀命，因动而见，故谓之相。肾肝之阴，悉其相火，东垣曰：相火，元气之贼，火与元气不相两立，一胜则一负，然则如之何，则可使之无胜负乎？周子曰：神发知矣，五性感动而万事出，有知之后，五者之性为物所感，不能不动，谓之动者，即《内经》五火也。相火易起，五性厥阳之火相扇，则妄动矣。火起于妄，变化莫测，无时不有，煎熬真阴，阴虚则病，阴绝则死。君火之气，经以暑与热言之，相火之气，经以火言之，盖表其暴悍酷烈，有甚于君火者也，故曰相火元气之贼。周子又曰：圣人定之以中正仁义而主静。朱子亦曰：必使道心常为一身之主，而人心每听命焉。此善处乎火者，人心听命于道心，而又能主之以静，彼五火将寂然不作，而相火者惟有裨补[②]造化，而为生生不息之运用尔，何贼之有？

【附方】

东垣泻阴火升阳汤治肌热烦热，面赤食少，喘咳痰盛。

羌活　甘草（炙）　黄芪　苍术（各一两）　升麻（八钱）　柴胡（两半）　人参　黄芩（各七钱）　黄连（酒炒，半两）　石膏（半两，秋深不用）

上㕮咀，每服一两或半两，水煎。此药发脾胃火邪。又心、胆、肝、肺、膀胱药也。泻阴火，升发阳气，荣养气血者也。

升阳散火汤　治男子妇人，四肢发热，肌热，筋痹热，骨髓中热，发困，热如燎，扪之烙手，此病多因血虚而得之，或胃虚过食冷物，抑遏阳气于脾土，火郁则发之。

升麻　葛根　独活　羌活（各半两）　防风（二钱半）　柴胡（八钱）　甘草（炙，三钱）　人参　白芍（各半两）　甘草（生，二钱）

上㕮咀，每服半两或一两，水煎，稍热服。

地骨皮散　治浑身壮热，脉长而滑，阳毒火炽，发渴。

地骨皮　茯苓（各半两）　柴胡　黄芩　生节　知母（各一两）　石膏（二两）　羌活　麻黄（各七钱半，有汗并去之）

上㕮咀，每服一两，入姜煎。

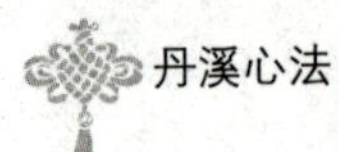

黄连解毒汤（见暑类。）

【注释】

①暴注瞤（shùn）瘈：暴注，指暴泻病，是指发病突然，以排便次数剧增，泻下急迫为特征的内科急性病证。瞤瘈，眼皮跳动而抽搐。 ②裨（bì）补：裨益，增益。

卷二

斑疹七

斑属风热挟痰而作，自里而发于外，通圣散中消息，当以微汗散之，切不可下。内伤斑者，胃气极虚，一身火游行于外所致，宜补以降，于《阴证略例》[①]中求之。发斑似伤寒者，痰热之病发于外，微汗以散之，若下之非理。疹属热与痰在肺，清肺火降痰，或解散出汗，亦有可下者。疹即疮疹，汗之即愈，通圣散中消息之。瘾疹多属于脾，隐隐然在皮肤之间，故言瘾疹也。发则多痒或不仁者，是兼风兼温之殊，色红者兼火化也。黄瓜水调伏龙肝，去红点斑。

戴云：斑，有色点而无头粒者是也。疹，浮小有头粒者，随出即收，收则又出是也，非若斑之无头粒者，当明辨之。

【附录】

斑疹之病，其为证各异。疮发焮肿[②]于外者，属少阳三焦相火也，谓之斑；小红靥行皮肤之中不出者，属少阴君火也，谓之疹。又伤寒阳证发斑有四，惟温毒发斑至重，红赤者为胃热也，紫黑者为胃烂也，一则下早，一则下之晚，乃外感热病发斑也，以玄参、升麻、白虎等药服之。阴证发斑，亦出背胸，又出手足，亦稀少而微红，若作热证，投之凉药，大误矣。此无根失守之火，聚于胸中，上独薰肺，传于皮肤，而为斑点，但如蚊蚋[③]虱蚤咬形状，而非锦纹也。只宜调中温胃，加以茴香、芍药，或以大建中之类，其火自下，斑自消退，可谓治本而不治标也。

【入方】

调中汤治内伤、外感而发阴斑。

苍术（一钱半） 陈皮（一钱） 砂仁 藿香 芍药（炒） 甘草（炙） 桔梗 半夏 白芷 羌活 枳壳（各一钱） 川芎（半钱） 麻黄 桂枝（各半钱）

上㕮咀，姜三片，水煎服。

消毒犀角饮子 治斑及瘾疹。

牛蒡子（六钱） 荆芥 防风（各三钱） 甘草（一钱）

上㕮咀，水煎。

通圣散（出丹溪经验方。）

川芎 当归 麻黄 薄荷 连翘 白芍 黄芩 石膏 桔梗（一两） 滑石（三两） 荆芥 栀子 白术（二钱半） 甘草

上剉，水煎服。如身疼，加苍术、羌活；痰嗽，加半夏，每服细末三钱，生姜三片，擂细，荡起，煎沸服之。

玄参升麻汤 斑在身，治汗下吐后，毒不散，表虚里实发于外，甚则烦燥谵妄。

玄参 升麻 甘草（等分）

上㕮咀，水煎。

化斑汤 治伤寒汗吐下后，斑发脉虚。

白虎汤加人参，守真再加白术。

上㕮咀，时时煎服。

大建中汤

黄芪 当归 桂心 芍药（各二钱） 人参 甘草（各一钱） 半夏 黑附（炮，去皮，各二钱半）

上㕮咀，每服五钱，水二盏，姜三片，枣二枚，煎，食前服。

【注释】

①《阴证略例》：元代医学家王好古所撰，是研究伤寒阴证的专著。

②焮（xìn）肿：肿胀发红而疼痛。 ③蚊蚋（ruì）：一般指蚊子。食人血的蚊子叫蚋，食植物汁液的蚊子叫蚊。

疟八

疟疾有风、暑、食、痰、老疟、疟母。大法风暑当发汗，夏月多在风凉处歇，遂闭其汗而不泄故也。恶饮食者，必自饮食上得之。无汗者要有汗，散邪为主，带补；有汗者要无汗，正气为主，带散。一旦一发者，受病一月；间日一发者，受病半年；三日一发者，受病一年；二日连发住一日者，气血俱病。疟病感虚者，须以人参、白术一二贴，托住其气，不使下陷，后使他药。内伤挟外邪同发，内必主痰。外以汗解散，二陈汤加柴胡、黄芩、常山、草果煎服。久疟不得汗者，二陈汤加槟榔，倍苍术、白术。一方加柴胡、葛根、川芎，一补一发，不可直截。老疟病，此系风暑于阴分，用血药引出阳分则散。

【入方】

川芎　抚芎　红花　当归　炒柏　白术　苍术　甘草　白芷

上剉，水煎，露一宿，次早服。

治疟一日间一日发者，补药带表药，后以截疟丹截之，若在阴分者，用药掣起阳分，方可截，即前药之属。

充案：疟在阴分，须彻起阳分者，即《格致论》[①]中云：脏传出至腑，乱而失期也。又当因其汗之多寡，而为补养升发之术。下陷，谓阳气下陷入阴血中。无汗要有汗，多用川芎、苍术、干葛、升麻、柴胡之属，此丹溪治疟之微旨，学者所当知也。

截疟常山饮

穿山甲（炮）　草果　知母　槟榔　乌梅　甘草（炙）　常山

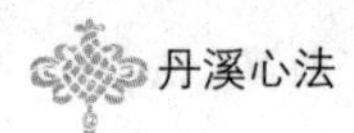

上㕮咀，水酒一大碗，煎半碗，露一宿，临发日早服，得吐为顺。一云：加半夏、柴胡，去穿山甲；如吐，加厚朴，又或加青皮、陈皮。

又方

柴胡　草果　常山　知母　贝母　槟榔

上用酒水同煎，露一宿，临发前二时服。

又治疟母，此药消导。

青皮　桃仁　红花　神曲　麦芽　鳖甲（醋煮为君）　三棱　莪术　海粉　香附（并用醋煮）

上为末，丸如梧子大，每服五七十丸，白汤下。

又治疟，寒热，头痛如破，渴饮冰水，外多汗出。

人参　白术　黄芪　黄芩　黄连　山栀　川芎　苍术　半夏　天花粉

上㕮咀，水二钟，姜三片，煎服。

又治疟病发渴。

生节　麦门冬　天花粉　牛膝　知母　葛根　炒柏　生甘草

上㕮咀，水煎。

截疟青蒿丸

青蒿（半斤）　冬瓜叶　官桂　马鞭草

上焙干为末，水丸胡椒大，每一两分四服，于当发之前一时服尽。又云：青蒿一两，冬青叶二两，马鞭草二两，桂二两。未知孰是，姑两存之，以俟知者。

截疟：

槟榔　陈皮　白术　常山（三钱）　茯苓　乌梅　厚朴（各一钱半）

上㕮咀，作二服，水酒各一钟，煎至一钟，当发前一日一服，临发日早一服，服后少睡片时。

又疟疾后：

白术　半夏（各一两）　黄连（半两）　白芍（三钱）　陈皮（半两）

上为末，粥丸梧子大。每服六十丸，姜汤下。

【附录】

世用砒霜等毒，不可轻用，俗谓脾寒，此因名而迷其实也。苟因饮食所伤而得，亦未必全是寒，况其他乎？在其阳分者易治，阴分者难治。疟母必用毒药消之，行气消坚为主。东垣谓：寒疟属太阳，热疟属阳明，风疟属少阳，在三阴经则不分，总曰温疟。此言是，但三阴经说不明，作于子午卯酉日者，少阴疟也；寅申巳亥日者，厥阴疟也；辰戌丑未日者，太阴疟也。疟脉多弦，但热则弦而带数，寒则弦而带迟，亦有病久而脉极虚微而无力，似乎不弦，然而必于虚微之中见弦，但不搏手耳，细察可见也。

疟，又名痁[②]疾者，其证不一。《素问》又有五脏疟、六腑疟，详矣。初得病势正炽，一二发间，未宜遽截，不问寒热多少，且用清脾饮，或草果饮，或二陈汤加草果半钱，或平胃加草果半钱、柴胡半钱，又或养胃汤加川芎、草果各半钱。热少者，进取微汗；寒多者，宜快脾汤，服后寒仍多者，养胃汤加附子、桂枝各半钱，独寒尤宜，不效，则七枣汤；热多者，宜驱疟饮，或参苏饮，每服加草果半钱；大热不除，宜小柴胡汤；渴甚者，则以五苓散入辰砂少许；独热无寒，亦与小柴胡汤；热虽剧，不甚渴者，本方加桂四分，或以柴胡桂姜汤，候可截则截之。久疟、疟母不愈者，宜四兽饮，间服山甲汤。

【附方】

清脾汤

青皮　厚朴　白术　草果　柴胡　茯苓　黄芩　半夏　甘草（炙，等分）

上剉，水二盏，生姜三片，枣一枚，煎，忌生冷油腻。

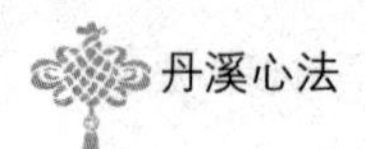

七枣汤

附子（一个，炮，又以盐水浸，再炮，如此七次，去皮脐。又方川乌代附子，以水调陈壁土[③]为糊，浸七次）

上㕮，分作二服，水二钟，姜七片，枣七枚，煎七分，当发日早温服。

驱疟饮

前胡　柴胡（各四两）桂心　桔梗　厚朴　半夏（各二两）黄芪　干姜（炮）甘草（炙。各二两）

上㕮，水二盏，生姜三片，枣四个，煎。

山甲汤

穿山甲　木鳖子（等分）

上为末，每服二钱，空心，温酒调下。

人参　白术　茯苓　甘草（减半）　陈皮　草果　半夏　枣子　乌梅　生姜（等分）

上㕮，同姜枣，以盐少许淹食顷，厚皮纸裹，以水润湿，慢火煨令香熟，焙干，每服半两，水煎，未发前并进数服。

有汗要无汗，正气为主，小柴胡加桂，或白虎加桂。无汗要有汗，散邪为主，带补，桂枝加黄芪知母石膏汤，或人参柴胡饮子。热多寒少，目痛，多汗，脉大，以大柴胡汤微利为度，余邪未尽，以白芷石膏三物汤，以尽其邪。

六和汤

人参　知母　草果　贝母　乌梅　白芷　槟榔　柴胡（各一钱，用酒拌）常山（二钱）

上㕮，水煎，姜三片，枣一个。

秘方清脾丸　治疟三日一发，或十日一发。

姜黄（三钱）　白术（二两半）　人参　槟榔　草果　莪术（醋炒）　厚朴（各半两）　黄芩　半夏　青皮（各一两）甘草（三钱）

上为末，饭丸如梧子大，每六十丸，食远，白汤下，日二服。

红丸子　消食疟。

胡椒（一两）　阿魏（一钱，醋化）　莪术　三棱（醋煮一伏时。各二两）　青皮（炒，三两）

上为末，另用陈仓米末，同阿魏醋煮，糊丸梧子大，炒土朱为衣，每服七十丸，姜汤下。

二陈汤（见中风类。）

草果饮子

草果　川芎　紫苏叶　白芷　良姜　炙甘草　青皮（去白，炒）　陈皮（去白）

上等分，为粗末，每服三钱，水一盏，煎至七分，去渣，温服，留渣两服并一服，当日进三服，不以时。

人参养胃汤

平胃散加人参、茯苓、半夏、草果、藿香、生姜、乌梅。

参苏饮

陈皮（去白）　枳壳（麸炒）　桔梗　甘草（炙）　木香（各半两）　半夏　干葛　苏叶　前胡　人参　茯苓（各七钱半，一方不用木香）

上㕮，每服五钱，水盏半，生姜七分，枣一个，煎微热服。

五苓散（见中暑类。）

柴胡桂姜汤

柴胡（八两）　桂枝　黄芩（各三两）　栝蒌根（四两）　牡蛎（二两）　甘草（炙，二两）　干姜（二两）

上㕮，水煎，日三服，烦，汗出愈。

小柴胡汤

柴胡（八两）　黄芩　人参　甘草（炙。各三两）　半夏（三两）

上剉，每五钱，水盏半，生姜五片，枣一枚，煎服，不拘时。

白虎加桂枝汤　治温疟。

知母（六两）　甘草（炙，二两）　石膏（四两，碎）　桂枝（一两）　粳米（六合）

上剉，水煎，日三，汗出愈。

小柴胡加桂汤

本方去人参加桂一两。

桂枝加黄芪知母石膏汤

本方加黄芪、知母、石膏各四钱半。

大柴胡汤

柴胡（八两）　黄芩　赤芍（各三两）　大黄（二两）　半夏（一两半）　枳实（半两，麸炒）

上剉，每五钱，水盏半，生姜五片，枣一枚，煎服，无时。

白芷石膏三物汤

白芷（一两）　知母（一两七钱）　石膏（四两）

上为粗末，每半两，水一盏半，煎一盏，温服。

【注释】

①《格致论》：元代医学家朱震亨所撰的《格致余论》，是我国最早的一部医话专著。②痁（shān）：一种疟疾。③陈壁土：古代老式土墙屋上的陈年旧土。

痢九

痢，赤属血，白属气，有身热，后重，腹痛，下血。身热挟外感，小柴胡汤去人参。后重，积与气坠下之故，兼升兼消，宜木香槟榔丸之类。不愈者，用秦艽、皂角子、煨大黄、当归、桃仁、黄连、枳壳。若大肠风盛，可作丸服。保和丸亦治因积作后重者。五日后不可下，盖脾胃虚故也。后重窘迫者，当和气，木香、槟榔。腹痛者，肺金之气郁在大肠之间，如实者，以刘氏之法下之，虚则以苦梗开之，然后用治痢药，气用气药，血用血药，有热用黄芩、芍药之类，无热腹痛，或用温药，姜、桂之属。下血，四物为主。下血，多主食积与热，或用朴硝者。青六丸治血痢，效。痢疾初得一二日间，以利为法，切不可便用止涩之剂。若实者，调胃承气、大小承气、三乙承气下之；有热先退热，然后看其气病血疾，加减用药，不可便用参术，然气虚者可用，胃虚者亦用之。血痢久不愈者，属阴虚，四物汤为主；凉血和血，当归、桃仁之属。下痢久不止，发热者，属阴虚，用寒凉药，必兼升散药并热药。下痢大孔痛者，因热流于下也，以木香、槟榔、黄连、黄芩、炒干姜。噤口痢者，胃口热甚故也。大虚大热，用香连丸、莲肉各一半，共为末，米汤调下。又方，人参二分、姜炒黄连一分，为末，浓煎，终日细细呷之。如吐则再服，但一呷下咽便开。人不知此，多用温热药甘味，此以火济火，以滞益滞。封脐引热下行，用田螺肉捣碎，入麝香少许，盦[①]脐内。下痢不治之证，下如鱼脑者[②]半死半生，下如尘腐色者死，下纯血者死，下如屋漏水者死，下如竹筒注者不治。赤痢乃自小肠来，白痢乃自大肠来，皆湿热为本，赤白带浊同法。下痢有风邪下陷，宜升提之，盖风伤肝，肝主木故也。有湿伤血宜行湿清热。《内经》所谓身热则死，寒则生，此是大概言，必兼证详之方可，今岂无身热而生，寒而死者？脉沉小留连或微者易治，洪大数者难治也。脉宜滑大，不宜弦急。仲景治痢，可温者五法，可下者十法，或解表，或利小便，或待其自已，还分易治、难治、不治之证，至为详密，但与泻同，立论不分，学者当辨之。大孔痛，一曰温之，一曰清之，按久病身冷，脉沉小者，宜温；暴病身热，脉浮洪者，宜清宜补。有可吐者，亦有可汗可下者。初得之时，元气未虚，必推荡之，此通因通用之法，稍久气虚则不可下。壮实初病宜下，虚弱衰老久病宜升之。先水泻后脓血，此脾传肾，贼邪难愈；先脓血后水泻，此肾传脾，微邪易愈。下痢如豆汁者，湿也。盖脾肾为水谷之海，无物不受，常兼四脏，故五色之相杂，当先通利，此迎而夺之之义。如虚者，亦宜审之。因热而作，不可用巴豆。如伤冷物者，或可用，宜谨。又有时疫作痢，一方一家之内，上下传染相似，却宜明逆气之胜复以治之。

戴云：痢虽有赤白二色，终无寒热之分，通作湿热治，但分新旧，更量元气，用药与赤白带同。

【入方】

黄连　滑石　生节　白芍　苍术　白术　当归　青皮　条芩

上剉，水煎。里急后重，炒连、滑石，加桃仁、槟榔，甚者大黄。呕者，用姜汁、半夏。

又方

干姜（一钱）　当归（二钱半）　乌梅（三个）　黄柏（一钱半）　黄连（一钱）

上剉，作一服，水煎，食前。若水泻，可等分用，或加枳壳。

又方　治热与血。

大黄　黄连　黄芩　黄柏　枳壳　当归　芍药　滑石　桃仁　甘草　白术（等分）

上为末，或汤调，或作丸，用面糊，或神曲糊丸服。一本云：误服热药、涩药，毒犯胃者，当明审，以祛其毒。

治白痢。

苍术　白术　神曲　茯苓　地榆　甘草

上剉，水煎。

治赤痢。

地黄　芍药　黄柏　地榆　白术

上剉，水煎。腹痛，加枳壳、厚朴；后重，加滑石、木香、槟榔；有热，加黄芩、山栀。

又治痢方。

滑石（一两）　苍术（半两）　川芎（三钱）　桃仁（《活法》[3]用）　芍药（半两，炒）　甘草（一钱）

上为末，姜一片，擂细，煎滚服。

又方　孙郎中因饮水过多，腹胀，泻痢带白。

苍术　白术　厚朴　茯苓　滑石

上㕮咀，水煎，下保和丸。又云：加炒曲、甘草。

又方　痢后脚弱渐细者。

苍术　酒芩　白芍（各二两半）　酒柏（炒，半两）

上为末，粥丸，以四物汤加陈皮、甘草，水煎送下。

又方　痢后腰痛，两脚无力。

陈皮　半夏　白芍（各一钱）　茯苓　苍术　当归　酒芩（各半钱）　白术　甘草（各二钱）

上㕮咀，作一服，姜煎，食前。

又方　治小儿八岁下痢纯血，作食积治。

苍术　白术　黄芩　滑石　白芍　茯苓　甘草　陈皮　神曲（炒）

上㕮咀，水煎，下保和丸。

治痢十法

其或恶寒发热，身首俱痛，此为表证，宜微汗和解，用苍术、川芎、陈皮、芍药、甘草、生姜三片煎。其或腹痛后重，小水短，下积，此为里证，宜和中疏气，用炒枳壳、制厚朴、芍药、陈皮、滑石、甘草，煎。其或下坠异常，积中有紫黑血，而又痛甚，此为死血证，法当用擂细桃仁、滑石行之。或口渴，及大便口燥辣，是名挟热，即加黄芩；或口不渴，身不热，喜热手熨烫，是名挟寒，即加干姜。其或下坠在血活之后，此气滞证，宜于前药加槟榔一枚。其或在下则缠住，在上则呕食，此为毒积未化，胃气未平证，当认其寒则温之，热则清之，虚则用参术补，毒解积下食自进。其或力倦，自觉气少，恶食，此为挟虚证，宜加白术、当归身，虚甚者加人参，又十分重者，止用此一条加陈皮补之，虚回而利自止。其或气行血和积少，但虚坐努责，此为无血证，倍用当归身，尾却，以生芍药、生节、生桃仁佐之，复以陈皮和之，血生自安。其或缠坠退减十之七八，秽积已尽，糟粕未实，当炒芍药、炒白术、炙甘草、陈皮、茯苓煎汤，下固肠丸三十粒。然固肠丸性燥，恐尚有滞气未尽行者，但当单饮此汤，固肠丸未宜进用，盖固肠丸有去湿实肠之功。其或利后，糟粕未实，或食粥稍多，或饥甚方食，腹中作痛，切不可惊恐，当以白术、陈皮各半煎汤，和之自安。其或久痢后，体虚气弱，滑下不止，又当以药涩之，可用诃子、肉豆蔻、白矾、半夏，甚者添牡蛎，可择用之。然须用陈皮为佐，恐大涩亦能作痛。又甚者，灸天枢、气海。上前方用厚朴，专泻滞凝之气，然厚朴性大温而散气，久服大能虚人，滞气稍行即去之。余滞未尽，则用炒枳壳、陈皮，然枳壳亦能耗气，比之朴稍缓，比陈皮稍重，滞气稍退当去之，只用陈皮以和众药。然陈皮去白，有补泻之功，若为参术之佐，亦纯作补药用。凡痢疾腹痛，必以白芍药、甘草为君，当归、白术为佐，恶寒痛者加桂，恶热痛者加黄柏。达者更能参以岁气[4]时令用药，则万举万全，岂在乎执方而已哉！

【附录】

痢有气虚兼寒热，有食积，有风邪，有热，有湿，有阳气下陷，而感不一，当分治。泻轻痢重，诸有积，以肚热缠痛推之；诸有气，以肚如蟹渤验之。究其受病之源，决之对病之剂，大要以散风邪、行滞气、开胃脘为先，不可遽用肉豆蔻、诃子、白术辈。以补住寒邪，不可投米壳、龙骨辈，以闭涩肠胃，邪得补而愈盛，故证变作，所以日夕淹延[⑤]而未已也。若升散者，以胃风汤、防风芍药汤、神术散、苍术防风汤、败毒散，皆可汗之。攻里，若有湿者，用导水丸；兼郁，承气汤、和中丸；若积滞，用圣饼子、脾积丸；冷积，用《局方》苏感丸；若湿热甚者，宜《宣明》[⑥]玄青膏；若后重窘迫，用木香槟榔丸。色白者属气，赤白者属气血受病，赤黑相兼属湿热，青绿杂色是风与火湿。下血者，当凉血，当归、生苄。赤者属血，《保命集》[⑦]四物汤加槐花、黄连、米壳醋炒。下利，脉沉弱而腹痛，用姜附汤，加对五苓、理中，又《机要》[⑧]浆水散。若青色者，寒兼风。若阳气下陷者，以升阳益胃汤加桔梗、醋沃南星。用梅叶外贴眉攒极效，起泡便止。下痢，若湿盛胜湿者，以平胃散对五苓散最可，或曲芎丸。老人奉养大过，饮食伤脾，为脾泄，《机要》白术芍药汤，湿胜，仙术炒用。若阴阳不分，当渗泄，以五苓之类，或单用苶苡[⑨]实炒为末，米饮调二钱。若气血俱虚，神弱者，以人参、白术、当归、芍药炒、茯苓，少加黄连服之，或钱氏白术散，又或十补汤佳。若暑痢而脉虚者，香薷饮，或清暑益气，又或六和汤、藿香正气各加木香半钱，名木香交加散。若白痢下如冻胶，或鼻涕，此属冷痢，宜除湿汤加木香一钱，虚弱者亦与十补汤。赤痢发热者，以败毒散加陈仓米一撮煎。下痢，小便不通者，黄连阿胶丸为最。

【附方】

胃风汤　治风冷入于肠胃，泄下鲜血，或肠胃湿毒，下如豆汁，或瘀血。

人参　茯苓　川芎　当归　桂　白术　白芍（等分）

上剉，水煎，入粟米百余粒，同煎。腹痛加木香。

噤口痢。

石莲肉（日干）

上为末，服二钱，陈仓米汤调下，便觉思食，仍以日照东方壁土炒真橘皮为末，姜枣略煎佐之。

戴人木香槟榔丸

木香　槟榔　青皮　陈皮　广术　枳壳　黄连　黄柏　大黄（各半两）　丑末　香附（各二两）

上为末，水丸梧子大，每五六十丸，煎水下，量虚实与之。《绀珠》多三棱、黄芩、当归，分两不同。

调胃承气汤

芒硝（半斤）　甘草（炙，二两）　大黄（四两，去皮，酒洗）

上剉，每服临期斟酌多少，先煮二味熟，去渣，下硝，上火煮二三沸，顿服之。

大承气汤

大黄（四两，如棋子大，酒洗）　厚朴（八两，姜制）　枳实（大者五枚，炒）　芒硝（二合）

每服看证斟酌多少，先煮二物至七分，去渣，内大黄煮八分，去渣，内芒硝煎一二沸，温服。

小承气汤

大黄（四两）　厚朴（二两，姜炒）　枳实（大者三枚，炒）

上剉，看证斟酌多少用之。

防风芍药汤

防风　芍药　黄芩（各一两）

上㕮咀，每服半两，水煎服。

神术散

苍术（一斤）　藁本　川芎（各六两）　羌活（四两）　粉草细辛（一两六钱）

上为粗末，每服三钱，姜三片煎。要出汗加葱白。

苍术防风汤

苍术（二两）　防风（一两）

姜七片煎。

败毒散

羌活　独活　人参　甘草（炙）　柴胡　前胡　茯苓　枳壳（麸炒）　川芎　桔梗（等分）

上剉，每服四钱，水一盏，姜三片，薄荷五叶煎，热服。寒多则热服，热多则温服。伤湿加白术，脚痛加天麻。

神芎导水丸

大黄　黄芩（二两）　丑末　滑石（四两）

上为末，滴水丸，每四五十丸，温水下。

和中丸

白术（二两四钱）　厚朴（二两）　陈皮（一两六钱）　半夏（泡，一两）　槟榔（五钱）　枳实（五钱）　甘草（四钱）　木香（二钱）

上用生姜自然汁浸，蒸饼为丸，每三十丸，温水下，食远。

圣饼子

黄丹（二钱）　定粉（三钱）　密陀僧（二钱）　舶上硫黄[⑩]（二钱）　轻粉（少许）

上为细末，入白面四钱，滴水和为指尖大，捻作饼子，阴干，食前，浆水磨化服之，大便黑色为妙。

苏感丸

以苏合香丸与感应丸，二药和匀，如粟米大，每五丸，淡姜汤空心下。

宣明玄青膏

黄连　黄柏　大黄　甘遂　芫花（醋拌炒）　大戟（各半两）　丑头末（二两）　轻粉（二钱）　青黛（一两）

上为末，水丸小豆大，初服十丸，每服加十丸，日三，以快

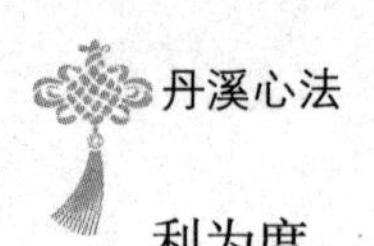

利为度。

保命集四物汤

本方内加槐花、黄连、御米壳等分。

姜附汤　理中汤（并见中寒类。）

五苓散（见中暑类。）

浆水散

半夏（一两，汤洗）　附子（半两，炮）　干姜（一作干生姜）　桂甘草（炙。各五钱）　良姜（二钱半）

上为细末，每服三五钱，浆水二盏，煎至半盏，和滓热服。

升阳益胃汤

羌活　独活　防风（各半两）　柴胡　白术　茯苓（渴勿用）　泽泻（各三钱）　黄芪（二两）　人参　半夏　甘草（炙。各一两）　黄连（一钱）　陈皮（四钱）　白芍（五钱）

上㕮咀，每服三钱，水煎，入姜枣，温服。

曲䓖[11]丸

川芎　神曲　白术　附子（炮。等分）

上为细末，面糊丸梧子大，每服三五十丸，温米饮下。此药亦治飧泄。

机要白术芍药汤

白术　芍药（各一两）　甘草（五钱）

上剉，每服一两，水煎。

钱氏白术散

人参　白茯苓　白术　木香　甘草　藿香（各一两）　干姜

上为粗末，水煎。

香薷饮　清暑益气汤（并见中暑类。）

六和汤（见霍乱类。或加香薷、厚朴。）

藿香正气散（见中风类。）

黄连阿胶丸

阿胶（炒，二两） 黄连（三两） 茯苓（二两）

上水熬阿胶膏，搜和二末为丸，米饮下。

固肠丸（见妇人类。）

除湿汤（见泄泻类。）

十全大补汤（见诸虚类。）

【注释】

①盦（ān）：覆盖。 ②下如鱼脑者：鱼脑痢。《诸病源候论·痢病诸候》：“白脓上有赤脉薄血，状如脂脑，世谓之鱼脑痢也。” ③《活法》：假托元代医学家朱震亨所撰的《活法机要》。 ④岁气：一年的气候。 ⑤淹延：疾病缠绵。 ⑥《宣明》：金代医学家刘完素所撰的《宣明论方》，是一部医方著作。 ⑦《保命集》：金代医学家刘完素所撰的《素问病机气宜保命集》，为作者于晚年总结其毕生医药理论和临床心得之作，是一部综合性医书。 ⑧《机要》：假托元代医学家朱震亨所撰的《活法机要》。 ⑨芣（fú）苡：薏苡。 ⑩舶上硫黄：又称舶硫、白硫黄，是由硫黄提炼而成的一种不规则块状物，全体鲜黄色，半透明，有玻璃样光泽，体轻而脆，易碎，断面不平坦，气臭，味淡。 ⑪䓖（qióng）：芎䓖，是一种多年生草本植物，叶子像芹菜，秋天开花，白色，全草有香气，地下茎可入药。

泄泻十

泄泻，有湿，火，气虚，痰积。

湿用四苓散加苍术，甚者苍白二术同加，炒用，燥湿兼渗泄。火用四苓散加木通、黄芩，伐火利小水。痰积宜豁之，用海粉、青黛、黄芩，神曲糊丸服之。在上者用吐提。在下陷者宜升提之，用升麻、防风。气虚用人参、白术、炒芍药、升麻。食积，二陈汤和泽泻、苍术、白术、山楂、神曲、川芎，或吞保和丸。泻水多者，仍用五苓散。久病大肠气泄，用熟地黄半两，炒白芍、知母各三钱，升麻、干姜各二钱，炙甘草一钱，为末，粥丸服之。仍用艾炷如麦粒，于百会穴灸三壮。脾泻当补脾气，健运复常，用炒白术四两，炒神曲三两，炒芍药三两半，冬月及春初用肉蔻代之，或散或汤，作饼子尤佳。食积作泻，宜再下之，神曲、大黄作丸子服。脾泄已久，大肠不禁，此脾已脱，宜急涩之，以赤石脂、肉豆蔻、干姜之类。

戴云：凡泻水腹不痛者，是湿；饮食入胃不住，或完谷不化者，是气虚；腹痛泻水肠鸣，痛一阵泻一阵，是火；或泻时或不泻，或多或少，是痰；腹痛甚而泻，泻后痛减者，是食积。

【入方】

一老人奉养太过，饮食伤脾，常常水泻，亦是脾泄。

黄芩（炒，半两）　白术（炒，二两）　白芍（酒拌炒）　半夏（各一两，炮）　神曲（炒）　山楂（炒。各一两半）

上为末，青荷叶包饭烧熟，研，丸如梧子大，食前，白汤下。

一老人年七十，面白，脉弦数，独胃脉沉滑，因饮白酒作痢，下血淡脓水，腹痛，小便不利，里急后重，参术为君，甘草、滑石、槟榔、木香、苍术为佐，下保和丸二十五丸。第二日前证俱减，独小便不利，以益元散与之，安。

治痛泄。

炒白术（三两）　炒芍药（二两）　炒陈皮（两半）　防风（一两）

久泻加升麻六钱

上剉，分八帖，水煎，或丸服。

止泻方姜曲丸

隔年陈麦面作曲（二两，炒，又一两）　茴香（五钱）　生姜（二两，又一两）

上为末，或丸，每服五七钱，白汤下。

又方

肉豆蔻（五两）　滑石（夏二两半，秋二两，春冬一两二钱半）

上为末，饭丸，或水调服。

青六丸　去三焦湿热，治泄泻多与清化丸同用，并不单用，兼治产后腹痛或自利者，能补脾补血，亦治血痢。

六一散（一料）　红曲（炒，半两，活血。又云：二两半）

上为末，饼丸梧子大，每五七十丸，白汤下。

又方　治泄泻或呕吐。

上以六一散，生姜汁入汤调服。

【附录】

寒泄，寒气入腹，攻刺作痛，洞下清水，腹内雷鸣，米饮不化者，理中汤，或吞大已寒丸，宜附子桂香丸，畏食者八味汤。热泻，粪色赤黄，肛门焦痛，粪出谷道，犹如汤浇，烦渴，小便不利，宜五苓散吞香连丸。湿泻，由坐卧湿处，以致湿气伤脾，土不克水，梅雨久阴，多有此病，宜除湿汤吞戊己丸，佐以胃苓汤，重者术附汤。伤食泻，因饮食过多，有伤脾气，遂成泄泻，其人必噫气，如败卵臭，宜治中汤加砂仁半钱，或吞感应丸尤当。有脾气久虚，不受饮食者，食毕即肠鸣腹急，尽下所食物才方宽快，不食则无事，俗名禄食泻，经年不愈，宜快脾丸三五粒。因伤于酒，每晨起必泻者，宜理中汤加干葛，或吞酒煮黄连丸。因伤面而泻者，养胃汤加萝卜子炒研破一钱，痛者更加木香半钱，泻甚者去藿香，加炮姜半钱。有每日五更初洞泻，服止泻药并无效，米饮下五味丸，或专以五味子煎饮，亦治脾肾泻。虽省节饮食忌口，但得日间，上半夜无事，近五更其泻复作，此病在肾，俗呼为脾肾泻，分水饮下二神丸及椒朴丸，或平胃散下小茴香丸。病久而重，其人虚甚，宜椒附汤。暑泻，因中暑热者，宜胃苓汤或五苓散加车前子末少许，甚效。世俗类用涩药治痢与泻，若积久而虚者，或可行之，初得之者，必变他疾，为祸不小，殊不知多因于湿，惟分利小水最为上策。

【附方】

四苓散（即五苓散内去桂。）

五苓散　益元散（并见中暑类。）

理中汤（见中寒类。）

大已寒丸

荜拨　肉桂（各四两）　干姜（炮）　高良姜（各六两）

上为末，水煮面糊丸，梧子大，每三十丸，空心，米饮吞下。

八味汤

吴茱萸（汤洗七次）　干姜（炮。各二两）　陈皮　木香　肉桂　丁香　人参　当归（洗，焙。各一两）

上剉，每四钱，水一盏，煎七分，温服。

香连丸

黄连（去须，十两，用吴茱萸五两，同炒赤色，去茱萸不用）　木香（二两四钱，不见火）

上为末，醋糊丸梧子大，每二十丸，空心，米饮下。

升阳除湿汤

升麻　柴胡　防风　神曲　泽泻　猪苓（各半两）　苍术（一两）　陈皮　甘草（炙）　大麦蘖面（各三钱）。

上作一服，水煎，饭后热服。胃寒肠鸣，加益智仁、半夏各半钱，姜枣煎，非肠鸣不用

戊己丸　治胃经受热，泄痢不止。

黄连　吴茱萸（去梗，炒）　白芍（各五两）

上为末，面糊丸梧子大，每三十丸，米饮下。

胃苓汤　夏秋之间，脾胃伤冷，水谷不分，泄泻不止。

五苓散　平胃散

上合和，姜枣煎，空心服。

术附汤（《和剂》[①]。）

甘草（二两，炙） 白术（四两） 附子（炮，一两半）

上剉，每服三钱，姜五片，枣一枚，煎，空心服。

治中汤（见脾胃类。）

感应丸（出《宝鉴》。）

木香 肉豆蔻 丁香（各一两半） 干姜（炮，一两） 巴豆（七十个，去皮、心、膜，研出油） 杏仁（百四个，汤浸，去皮尖，研）

上前四味为末，外入百草霜二两研，与巴豆、杏仁七味同和匀，用好蜡六两，溶化成汁，以重绢滤去粗[②]，更以好酒一升，于银石器内，煮蜡数沸倾出，待酒冷，其蜡自浮于上，取蜡秤用。春夏修合，用清油一两，铫内熬令末散香熟，次下酒，煮蜡四两，同化成汁，就铫内乘热拌和前项药末。秋冬修合，用清油一两半，同煎煮熟成汁，和匀药末成剂，分作小铤子，油纸裹，旋丸服之，每三十丸，空心，姜汤下。

保和丸（见积聚类。）

酒蒸黄连丸

黄连（半斤，净酒二升浸，以瓦器置甑上蒸至烂，取出，晒干）

上为末，滴水丸，每五十丸，食前，温水下。

养胃汤（见疟类。）

五味子散 治肾泄。

五味子（二两） 吴茱萸（半两，细粒绿色者）

上二味，炒香熟为度，细末，每服二钱，陈米饮下。有一亲识，每五更初晓时必溏泄一次，此名肾泻，服此愈。

椒附丸（《微义》。）

椒红（炒） 桑螵蛸（炙） 龙骨 山茱萸（取肉） 附子（炮） 鹿茸（酒蒸，焙）

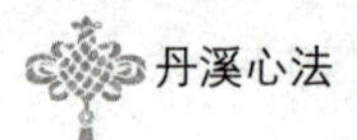

上为末，酒糊丸，每六十，空心。

二神丸

破故纸（炒，四两）　肉豆蔻（二两，生）

上为末，以大肥枣四十九个，生姜四两，切，同煮枣烂，去姜，取枣肉研膏，入药和丸，每五十丸，盐汤下。

【注释】

①《和剂》：宋代太平惠民和剂局编写的《太平惠民和剂局方》，是全世界第一部由官方主持编撰的成药标准。　②柤：渣滓。

燥结十一

燥结血少，不能润泽，理宜养阴。

【入方】

治大肠虚秘而热。

白芍（一两半）　陈皮　生节　归身（一两）　条芩　甘草（二钱）

上为末，粥丸，白汤下七八十丸。

【附录】

凡人五味之秀者养脏腑，诸阳之浊者归大肠，大肠所以司出而不纳也。今停蓄蕴结，独不得疏导，何哉？抑有由矣。邪入里，则胃有燥粪，三焦伏热，则津液中干，此大肠挟热然也。虚人脏冷而血脉枯，老人脏寒而气道涩，此大肠之挟冷然也。亦有肠胃受风，涸燥秘涩，此证以风气蓄而得之。若夫气不下降，而谷道难，噫逆泛满，必有其证矣。

东坦诸论，原附于此，今节不录，观者宜于东垣书中求之。

【附方】（理宜节去，姑存以便阅者。）

导滞通幽汤　治大便难，幽门不通，上冲，吸门不开，噎塞不便，燥秘气不得下，治在幽门，以辛润之。

归身　升麻　桃仁泥（各一钱）　生节　熟节（各半钱）　甘草（炙）　红花（各三分）

上作一服，水煎，食前，调槟榔末半钱，或加麻仁泥一钱。加大黄，名当归润燥汤。

润燥汤

升麻　生节（各二钱）　归梢　生甘草　大黄（煨）　熟节　桃仁泥　麻仁（各一钱）　红花（半钱）

上除桃仁、麻仁另研，作一服，水煎，次下桃仁、麻仁煎，空心热服。

活血润燥丸　治大便风秘、血秘，常常燥结。

归梢（一钱）　防风（三钱）　大黄（纸裹煨）　羌活（各一两）　桃仁（二两，研如泥）　麻仁（二两五钱，研）　皂角仁（烧存性，一两五钱，其性得温则滑，温滑则燥结自通）

上除二仁另研外，余为末后和匀，蜜丸梧子大，空心服五十丸，白汤送下。三两服后，以苏子麻子粥，每日早晚食之，大便不致结燥。以磁器盛之，纸封，无令见风。

半硫丸　治冷秘、风秘结、老人秘。

透明硫黄（研）　半夏（洗七次，等分）

上为末，生姜糊丸梧子大，服二十丸，姜汤下。或用葱白一条，姜三片，煎入阿胶二片，溶开，食前空心送下。

麻仁丸　治大便秘、风秘、脾约。

郁李仁　麻子仁（各六两，各研）　大黄（二两半，以一半炒）　山药　防风　枳壳（炒，七钱半）　槟榔（五钱）　羌活　木香（各五钱半）

上为末，蜜丸梧子大，服七十丸，白汤下。

脾约丸

麻仁（一两一钱半，研）　枳实　厚朴　芍药（各二两）

大黄（四两，蒸）　杏仁（去皮，麸炒，一两二钱，研）

上为末，炼蜜丸梧子大，服三五十丸，温水下。

凡诸秘服药不通，或兼他证，又或老弱虚极，不可用药者，用蜜熬，入皂角末少许，作锭以导之，冷秘，生姜汁亦佳。

痰十三

脉浮当吐。久得脉涩，卒难开也，必费调理。大凡治痰，用利药过多，致脾气虚，则痰易生而多。湿痰，用苍术、白术；热痰，用青黛、黄连、芩；食积痰，用神曲、麦芽、山楂；风痰，用南星；老痰，用海石、半夏、瓜蒌、香附、五倍子，作丸服。痰在膈上，必用吐法，泻亦不能去。风痰多见奇证，湿痰多见倦怠软弱。气实痰热结在上者，吐难得出。痰清者属寒，二陈汤之类。胶固稠浊者，必用吐。热痰挟风，外证为多。热者清之，食积者必用攻之，兼气虚者，用补气药送。痰因火盛逆上者，以治火为先，白术、黄芩、软石膏之类。内伤挟痰，必用参、芪、白术之属，多用姜汁传送，或加半夏，虚甚加竹沥。中气不足，加参、术。痰之为物，随气升降，无处不到。脾虚者，宜清中气，以运痰降下，二陈汤加白术之类，兼用升麻提起。中焦有痰则食积，胃气亦赖所养，卒不便虚，若攻之尽则虚矣。痰成块，或吐咯不出，兼气郁者，难治。气湿痰热者难治。痰在肠胃间者，可下而愈。在经络中，非吐不可，吐法中就有发散之义焉。假如痫病因惊而得，惊则神出舍，舍空则痰生也。血气入在舍，而拒其神不能归焉。血伤必用姜汁传送。黄芩治热痰，假其下火也。竹沥滑痰，非姜汁不能行经络。五倍子能治老痰，佐他药大治顽痰。二陈汤一身之痰都治管，如要下行，加引下药，在上加引上药。凡用吐药，宜升提其气便吐也，如防风、山栀、川芎、桔梗、芽茶、生姜、齑汁之类，或用瓜蒂散。凡风痰病，必用风痰药，如白附子、天麻、雄黄、牛黄、片芩、僵蚕，猪牙皂角之类。（诸吐法另具于后。）

凡人身上中下有块者，多是痰，问其平日好食何物，吐下后方用药。许学士用苍术治痰成窠囊一边行，极妙。痰夹瘀血，遂成窠囊。眩运嘈杂，乃火动其痰，用二陈汤加山栀子、黄连、黄芩之类。噫气吞酸，此食郁有热，火气上动，以黄芩为君，南星、半夏为臣，橘红为使，热多加青黛。痰在胁下，非白芥子不能达；痰在皮里膜外，非姜汁、竹沥不可导达；痰在四肢，非竹沥不开。痰结核在咽喉中，燥不能出入，用化痰药和咸药软坚之味，瓜蒌仁、杏仁、海石、桔梗、连翘，少佐朴硝，以姜汁蜜和丸，噙服之。海粉即海石，热痰能降，湿痰能燥，结痰能软，顽痰能消，可入丸子、末子，不可入煎药。枳实泻痰，能冲墙壁。小胃丹治膈上痰热、风痰湿痰、肩膊诸痛，能损胃气，食积痰实者用之，不宜多。

喉中有物，咯不出，咽不下，此是老痰，重者吐之，轻者用瓜蒌辈，气实必用荆沥。天花粉大能降膈上热痰。痰在膈间，使人颠狂，或健忘，或风痰，皆用竹沥，亦能养血，与荆沥同功。治稍重能食者，用此二味，效速稳当。二沥治痰结在皮里膜外，及经络中痰，必佐以姜汁。韭汁治血滞不行，中焦有饮，自然汁冷吃二三银盏，必胸中烦燥不宁，后愈。参萸丸能消痰。

【入方】

青礞石丸　解食积，去湿痰，重在风化硝。

南星（二两，切作片，用白矾末五钱，水浸一二日，晒干。又云一两）　半夏（一两，汤泡，切作片，以皂角水浸一日，晒干）　黄芩（姜汁炒）　茯苓　枳实（炒。各一两）　法制硝（同莱菔水煮化去卜，绵滤令结，入腊月牛胆内，风化，秤五钱，或只风化硝亦可。又云一两） 礞石（二两，捶碎，焰硝二两，同入小砂罐内，瓦片盖之，铁线缚定，盐泥固济，晒干，火煅红，候冷取出）

上为末，神曲糊丸梧子大，每服三五十丸，白汤下。一方加苍术半两，滑石一两，看病冷热虚实，作汤使。

一本礞石、南星各一两，无枳实。

又方

半夏（二两） 白术（一两） 茯苓（七钱半） 黄芩 礞石（各一两） 风化硝（二钱）

上为末，同前。

润下丸 降痰甚妙。

南星（一两） 半夏（二两。各依橘红制） 黄芩 黄连（各一两） 橘红（半斤，以水化盐五钱，拌令得所，煮干焙燥） 甘草（炙，一两）

上为末，蒸饼丸如绿豆大，每服五七十丸，白汤下。一方单用陈皮半斤，盐半两，水拌，煮陈皮候干，焙燥为末，入甘草末一两，炊饼同上丸，亦好去胸膈有痰兼嗽。上热加青黛，有湿加苍术，或加参萸，看虚实作汤使。

又方 治湿痰喘急，止心痛。

半夏（一味，不拘多少，香油炒）

上为末，粥丸梧子大，每服三五十丸，姜汤下。

又方

黄芩 香附 半夏（姜制） 贝母

以上治湿痰，加瓜蒌仁、青黛作丸子，治热痰。

又方 燥湿痰，亦治白浊因痰者。

南星 半夏（各一两） 蛤粉（二两）

上为末，神曲糊丸如梧子大，青黛为衣，每服五十丸，姜汤下。湿痰加苍术，食积痰加神曲、麦芽、山楂，热加青黛。

中和丸　治湿痰气热。

苍术　黄芩　半夏　香附（等分）

上为末，粥丸梧子大，每服五七十丸。姜汤下。

又方　治痰嗽。

黄芩（酒洗，一两半）　贝母　南星（各一两）　滑石　白芥子（去壳。各半两。）　风化硝（二钱半，取其轻浮速降）

上为末，汤泡，蒸饼丸服。

导痰汤

南星（炮，一两）　橘红（去白，一两）　赤茯苓（去皮，一两）　枳壳（去穰，麸炒，一两）　甘草（炙，半两。又云一两）　半夏（四两。又云四钱）

上水煎，生姜五片，食前服。

千缗[1]汤　治喘。

半夏（七个，泡制，每个作四片）　皂角（去皮，炙，一寸）　甘草（炙，一寸）

上咀，作一服，生姜如指大煎。

小胃丹

芫花（好醋拌匀，过一宿，瓦器不住手搅，炒令黑，不要焦）　甘遂（湿面裹，长流水浸半日，再用水洗，晒干，又水浸，冬七春秋五日，或水煮亦可）　大戟（长流水煮一时，再水洗，晒干。各半两）　大黄（湿纸裹煨勿焦，切，焙干，再酒润炒熟，焙干，一两半）　黄柏（三两，焙炒）

上为末，粥丸麻子大。每服二三十丸，临卧，津液吞下，或白汤一口送下，取其膈上之湿痰热积，以意消息之，欲利则空心服。（又方：甘遂、大戟减三分之一，朱砂为衣，名辰砂化痰丸。一方加木香、槟榔各半两，蒸饼丸，每服七八丸，至十丸止。）

治酒痰。

青黛　瓜蒌

上为末，姜蜜丸，噙化，救肺。

治郁痰。

白僵蚕　杏仁　瓜蒌仁　诃子　贝母　五倍子

上为末，糊丸梧子大，每服五十丸，白汤下。

导痰丸

吴茱萸（三钱，制）　茯苓（一两）　黄连（半两）　滑石（七钱半）　苍术（泔浸，一两）

上为末，糊丸梧子大，每服八九十丸，姜汤下。

茯苓丸（出《千金方》《百一选方》②同。）

半夏（四两）　茯苓（二两）　枳壳（一两）　风化硝（半两）

上为末，蒸饼或神曲、姜汁糊丸，梱子③大，每服三十丸，姜汤下。

又方　治食积痰火，并泻胃火。

软石骨，不拘多少，研细

上用醋糊丸，如绿豆大，每服二十丸，白汤下。

又方　治阴虚内多食积痰。

川芎（七钱）　黄连　瓜蒌仁　白术　神曲　麦芽（各一两）　青黛（半两）　人中白（三钱）

上为末，姜汁蒸饼丸服。

久吐痰喘

杏仁（去皮尖，生用）　来复丹（炒）

上等分为末，粥丸麻子大，每服十五丸，白汤下。

黄连化痰丸

半夏（一两半）　黄连（一两）　吴茱萸（汤洗，一钱半）　桃仁（二十四个，研）　陈皮（半两）

上为末，面糊丸绿豆大，每服一百丸，姜汤送下。

白玉丸

巴豆（三十个，去油） 南星 半夏 滑石 轻粉（各三钱）

上为末，皂角仁浸浓汁，丸梧子大，每服五七丸，姜汤下。

黄瓜蒌丸 治食积、痰壅滞、喘急。

瓜蒌仁 半夏 山楂 神曲（炒。各等分）

上为末，瓜蒌水丸，姜汤、竹沥送下二三十丸。

又方

瓜蒌仁 半夏（一两） 苍术（二两） 香附（二两半） 黄芩 黄连（半两）

又方

瓜蒌仁 黄连（半两） 半夏（一两）

上为末，糊丸梧子大，服五十丸。

抑痰丸

瓜蒌仁（一两） 半夏（二钱） 贝母（二钱）

上为末，蒸饼丸如麻子大，服一百丸，姜汤下。

清膈化痰丸

黄连 黄芩（各一两） 黄柏 山栀（各半两） 香附（一两半） 苍术（二两）

上为末，蒸饼丸，白汤下。

搜风化痰丸

人参 槐角子 僵蚕 白矾 陈皮（去白） 天麻 荆芥（各一两）半夏（四两，姜汁炒）辰砂（半两，另研）

上为末，姜汁浸，蒸饼为丸，辰砂为衣，服四十丸，姜汤下。

坠痰丸 治痰饮。

黑丑[4]（头末，二两）枳实（炒，一两半）白矾（三钱，枯一半） 朴硝（二钱，风化） 枳壳（一两半，炒） 猪牙皂角（二钱，酒炒）

上为末，用萝卜汁丸，每服五十丸，鸡鸣时服，初则有粪，次则有痰。

治湿痰。

苍术（三钱）　白术（六钱）　香附（一钱半）　白芍（酒浸，炒，二钱半）

上为末，蒸饼丸服。

治肥人湿痰。

苦参　半夏（各钱半）　白术（二钱半）　陈皮（一钱）

上咀，作一服，姜三片，竹沥半盏，水煎，食远，吞三补丸十五丸。

祛风痰，行浊气。

明矾（一两）　防风（二两）　川芎　猪牙皂角　郁金（各一两）　蜈蚣（二条，用赤脚、黄脚各一条）

上为末，蒸饼丸梧子大，每服三十丸，食前，茶汤下。春以芭蕉汤探吐痰。

上焦风痰。

瓜蒌　黄连　半夏　牙皂

姜汁浸，炊饼丸。

痰气方

片芩（炒）　半夏（各半两）　白术　白芍（各一两）　茯苓　陈皮（各三钱）

上为末，蒸饼泡姜汁丸服。

利膈化痰丸

南星　蛤粉（研细，一两）　半夏　瓜蒌仁　贝母（去心，治胸膈痰气最妙）　香附（半两，童便浸）

上为末，用猪牙皂角十四挺，敲碎，水一碗半煮，杏仁去皮尖，一两煮，水将干去皂角，擂杏仁如泥，入前药搜和，再入姜汁泡，蒸饼丸，如绿豆大，青黛为衣，每服五十丸，姜汤下。

清痰丸　专清中管热痰积。

乌梅　枯矾　黄芩　苍术　陈皮　滑石（炒）　青皮　枳实（各半两）　南星　半夏　神曲（炒）　山楂　干生姜　香附（各一两）

上为末，汤浸，蒸饼丸服。

【附录】

凡痰之为患，为喘为咳，为呕为利，为眩为晕，心嘈杂，怔忡惊悸，为寒热痛肿，为痞隔，为壅塞，或胸胁间辘辘有声，或背心一片常为冰冷，或四肢麻痹不仁，皆痰饮所致。善治痰者，不治痰而治气，气顺则一身之津液亦随气而顺矣。又严氏云：人之气道贵乎顺，顺则津液流通，决无痰饮之患。古方治痰饮，用汗吐下温之法，愚见不若以顺气为先，分导次之。又王隐君论云：痰清白者为寒，黄而浊者为热。殊不知始则清白，久则黄浊，清白稀滑渍于上，黄浊稠粘凝于下。嗽而易出者，清而白也；咳而不能出，则黄浊结滞也。若咯唾日久，湿热所郁，上下凝结也，皆无清白者也。甚至带血，血败则黑，痰为关格异病人所不识。又清白者气味淡，日久者，渐成恶味，酸、辣、腥、臊、焦苦不一。百病中多有兼痰者，世所不知也。凡人身中有结核，不痛不红，不作脓者，皆痰注也。治痰法：实脾土、燥脾湿，是治其本也。

【附方】

二陈汤（见中风。）

瓜蒂散（见疸。）

二补丸（见虚损。）

参萸丸（见秘方。）

青金丸　苍莎丸（并见咳嗽。）

充按：丹溪治病，以痰为重，诸病多因痰而生，故前诸方间有别出者，亦其平日常用，故不另开于附录，观者详焉。

【注释】

①缗（mín）：古代的一种绳子，用于将物品串联起来。 ②《百一选方》：指宋代医学家王璆原辑的《是斋百一选方》，后纪刘承父校正，重新刊刻，内容有增补，名为《新刊续添是斋百一选方》。 ③椒（hú）子：胡椒的果实。椒，胡椒。 ④黑丑：黑色的牵牛子。

哮喘十四

哮喘必用薄滋味，专主于痰，宜大吐药中多用醋，不用凉药，须常带表散，此寒包热也，亦有虚而不可吐者。一法用二陈汤加苍术、黄芩作汤，下小胃丹，看虚实用。

【入方】治寒包热而喘。

半夏　枳壳（炒）　桔梗　片芩（炒）　紫苏　麻黄　杏仁　甘草

上水煎服。天寒加桂枝。

治哮治积方

用鸡子一个，略敲壳损，膜不损，浸尿缸内三四日夜，取出，煮熟吃之，效。盖鸡子能去风痰。

紫金丹　治哮，须三年后可用。

用精猪肉二十两，（一作三十两。）切作骰子块，用信一两明者，研极细末，拌在肉上令匀，分作六分，用纸筋黄泥包之，用火烘令泥干，却用白炭火于无人处煅，青烟出尽为度，取于地上一宿，出火毒，研细，以汤浸蒸饼丸，如绿豆大，食前，茶汤下，大人二十丸，小人七八丸，量大小虚实与之。

喘十五

喘病，气虚，阴虚，有痰。凡久喘之证未发，宜扶正气为主，已发用攻邪为主。气虚短气而喘，甚不可用苦寒之药，火气盛故也，宜导痰汤加千缗汤。有痰亦短气而喘。阴虚，自小腹下火起，冲于上喘者，宜降心火补阴。有火炎者，宜降心火，清肺金。有痰者，用降痰下气为主。上气喘而躁者，为肺胀，欲作风水证，宜发汗则愈。有喘急风痰上逆者，大全方千缗汤佳，或导痰汤加千缗汤。有阴虚挟痰喘者，四物汤加枳壳、半夏，补阴降火。诸喘不止者，用劫药一二服则止。劫之后，因痰治痰，因火治火。劫药以椒目研极细末一二钱，生姜汤调下止之，气虚不用。又法萝卜子蒸熟为君，皂角烧灰，等分为末，生姜汁炼蜜丸，如小豆子大，服五七十丸，噙化止之。气虚者，用人参蜜炙、黄柏、麦门冬、地骨之类。气实人，因服黄芪过多而喘者，用三拗汤以泻气。若喘者须用阿胶，若久病气虚而发喘，宜阿胶、人参、五味子补之。若新病气实而发喘者，宜桑白皮、苦葶苈泻之。

戴云：有痰喘，有气急喘，有胃虚喘，有火炎上喘。痰喘者，凡喘便有痰声；气急喘者，呼吸急促而无痰声；有胃气虚喘者，抬肩撷项，喘而不休；火炎上喘者，乍进乍退，得食则减，食已则喘，大概胃中有实火，膈上有稠痰，得食入咽，坠下稠痰，喘即止，稍久食已入胃，反助其火，痰再升上，喘反大作，俗不知此，作胃虚治，以燥热之药者，以火济火也。叶都督患此，诸医作胃虚治之不愈，后以导水丸利五六次而安。

【入方】

痰喘方

南星　半夏　杏仁　瓜蒌子　香附　陈皮（去白）　皂角炭

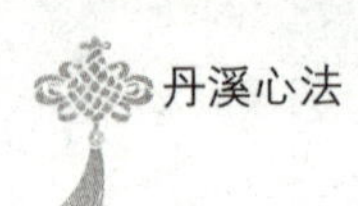

萝卜子

上为末，神曲糊丸，每服六七十丸，姜汤下。

又方

萝卜子（蒸，半两） 皂角（半两） 海粉（一两） 南星（一两） 白矾（一钱半，姜汁浸，晒干）

上用瓜蒌仁，姜蜜丸，噙化。

劫喘药

好铜青[①]（研细） 虢丹[②]（少许，炒转色）

上为末，每服半钱，醋调，空心服。

【附录】

肺以清阳上升之气，居五脏之上，通荣卫合阴阳，升降往来，无过不及，六淫七情之所感伤，饱食动作，脏气不和，呼吸之息不得宣畅，而为喘急。亦有脾肾俱虚，体弱之人，皆能发喘。又或调摄失宜，为风寒暑热邪气相干，则肺气胀满，发而为喘；又因痰气，皆能令人发喘。治疗之法，当究其源，如感邪气则驱散之，气郁即调顺之，脾肾虚者温理之，又当于各类而求。凡此证，脉滑而手足温者生，脉涩而四肢寒者死。风伤寒者，必上气急不得卧，喉中有声，或声不出，以三拗汤、华盖散、九宝汤、神秘汤，皆可选用。若痰喘，以四磨汤或苏子降气汤。若虚喘，脉微，色青黑，四肢厥，小便多，以活人书五味汤，或四磨汤。治嗽与喘，用五味子为多，但五味子有南北。若生津止渴，润肺益肾，治劳嗽，宜用北五味；若风邪在肺，宜用南五味。

【附方】

分气紫苏饮 治脾胃不和，气逆喘促。

五味 桑白皮 茯苓 甘草（炙） 草果 腹皮 陈皮 桔梗（各等分） 紫苏（减半）

上每服五钱，水二钟，姜三片，入盐少许煎，空心服。

神秘汤　治上气喘急不得卧。

陈皮　桔梗　紫苏　五味　人参（等分）

每服四钱，用水煎，食后服。

四磨汤　治七情郁结，上气喘急。

人参　槟榔　沉香　台乌

上四味，各浓磨水取七分盏，煎三五沸，温服。

三拗汤　治感冒风邪，鼻塞声重，语音不出，咳嗽喘急。

生甘草　麻黄（不去节）　杏仁（不去皮尖。等分）

上服五钱，水一钟半，姜五片，煎服。

小青龙汤　治水气发喘尤捷。

麻黄　芍药　甘草（炙）　肉桂　细辛　干姜（炮。各三两）　半夏（炮七次，二两半）　五味（二两）

上咀，每三钱，煎七分，食后服。

导痰汤　千缗汤（并见痰类。）

华盖散　治感寒而嗽，胸满声重。

苏子　陈皮　赤茯苓　桑白皮　麻黄（各一两）　甘草（五钱）　或加杏仁

上为末，每服二钱，水煎，食后服。

九宝汤　治咳而身热，发喘恶寒。

麻黄　薄荷　陈皮　肉桂　紫苏　杏仁　甘草　桑白皮　腹皮（各等分）

上咀，姜葱煎服。

苏子降气汤（见气类。）

活人书五味子汤

五味（半两）　人参　麦门冬　杏仁　陈皮　生姜（各二钱半）　枣（三个）

上咀，水煎。

导水丸（见痢类。）

【注释】

①铜青：指铜器上所生的绿色物，也称铜绿，古代常用醋制铜，使生绿，收取，晒干入药。②虢（guó）丹：又称铅丹，常温时为鲜红色粉末。

咳嗽十六（附肺痿肺痈）

咳嗽，有风寒、痰饮、火郁、劳嗽、肺胀。春作是春升之气，用清凉药，二陈加薄荆之类。夏是火气炎上，最重，用芩连。秋是湿热伤肺。冬是风寒外来，以药发散之后，用半夏逐痰，必不再来。风寒，行痰开腠理，用二陈汤加麻黄、桔梗、杏仁。逐风饮降痰，随证加药。火，主清金化痰降火。劳嗽，宜四物汤加竹沥、姜汁，补阴为主。干咳嗽难治，此系火郁之证，乃痰郁其火邪，在中用苦梗开之，下用补阴降火之剂，四物加炒柏、竹沥之类，不已则成劳。此不得志者有之，倒仓法好。肺虚嗽甚，此好色肾虚者有之，用参膏，以陈皮、生姜佐之，大概有痰加痰药。上半日多嗽者，此属胃中有火，用贝母、石膏降胃火。午后嗽多者，属阴虚，必用四物汤加炒柏、知母降火。黄昏嗽者，是火气浮于肺，不宜用凉药，宜五味子、五倍子敛而降之。五更嗽多者，此胃中有食积，至此时火气流入肺，以知母、地骨皮降肺火。肺胀而嗽，或左或右，不得眠，此痰挟瘀血，碍气而病，宜养血以流动乎气，降火疏肝以清痰，四物汤加桃仁、诃子、青皮、竹沥、姜汁之类。嗽而胁下痛，宜疏肝气，以青皮挟痰药，实者白芥子之类，在后以二陈汤加南星、香附、青黛、青皮、姜汁。血碍气作嗽者，桃仁去皮尖，大黄酒炒，姜汁丸服。治嗽多用生姜，以其辛散故也。痰因火动，逆上作嗽者，先治火，次治痰，以知母止嗽清肺，滋阴降火。夜嗽，用降阴分嗽。治嗽多用粟壳，不必疑，但要先去病根，此乃收后药也，治痢亦同。劳嗽，即火郁嗽，用诃子能治肺气，因火伤极，遂成郁遏胀满，不得眠，一边取其味酸苦，有收敛降火之功，佐以海石、童便浸香附、瓜蒌、青黛、杏仁、半夏曲之类，姜蜜调，噙化，必以补阴为主。治嗽，灸天突穴、肺腧穴，大泻肺气。肺腧穴在三椎骨下两傍各一寸五分。

师云：阴分嗽者，多属阴虚治之。有嗽而肺胀，壅遏不得眠者，难治。肺痿，专主养肺气，养血清金。嗽而肺气有余者，宜泻之，桑白皮为主，半夏、茯苓佐之，泻其有余，补其不足。肺燥者当润之，属热者，桔梗、大力、知母、鸡清。声哑者属寒，宜细辛、半夏、生姜，辛以散之。肺虚者，人参膏、阿胶为主，阴不足者，六味地黄丸为要药，或知母茯苓汤为妙。阴虚气喘，四物汤加陈皮、甘草些小，以降其气，补其阴。白芍药须用酒浸晒干。湿痰带风喘嗽者，不可一味苦寒折之，如千缗汤、坠痰丸，更以皂角、萝卜子、杏仁、百药煎，姜汁丸噙化。湿痰带风，以千缗汤、坠痰丸固捷。痰积嗽，非青黛、瓜蒌不除。有食积之人，面青白黄色不常，面上有如蟹爪路，一黄一白者是。咳逆嗽，非蛤粉、青黛、瓜蒌、贝母不除。口燥咽干有痰者，不用半夏、南星，用瓜蒌、贝母。饮水者，不用瓜蒌，恐泥膈[①]不松快。

知母止嗽清肺，滋阴降火。杏仁泻肺气，气虚久嗽者，一二服劫止。治酒嗽，青黛、瓜蒌、姜蜜丸，噙，救肺。食积痰作嗽，发热者，半夏、南星为君，瓜蒌、萝卜子为臣，青黛、石碱为使。

戴云：风寒者，鼻塞声重，恶寒者是也。火者，有声痰少，面赤者是也。劳者，盗汗出，兼痰者，多作寒热。肺胀者，动则喘满气急，息重。痰者，嗽动便有痰声，痰出嗽止。五者大概耳，亦当明其是否也。

【入方】

治痰嗽。

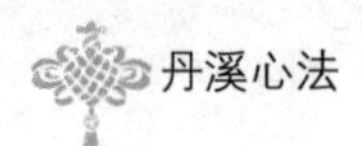

杏仁（去皮尖）　萝卜子（各半两）

上为末，粥丸服。

清化丸　治肺郁痰喘嗽，睡不安宁。

贝母　杏仁　青黛

上为末，沙糖入姜汁泡，蒸饼丸如弹大，噙化。

治久嗽风入肺。

鹅管石　雄黄　郁金　款花

上为末，和艾中，以生姜一片，安舌上灸之，以烟入喉中为度。

饮酒伤肺痰嗽，以竹沥煎紫苏，入韭汁，就吞瓜蒌杏连丸。

治咳嗽劫药。

五味子（五钱）　甘草（二钱半）　五倍子　风化硝（各四钱）

上为末，蜜丸，噙化。（又云干噙。）

治咳嗽声嘶，此血虚火多。

青黛　蛤粉

上为末，蜜调噙化。

治嗽喘，去湿痰。

白术　半夏　苍术　贝母　香附（各一两）　杏仁（去皮尖，炒）　黄芩（各半两）

上为末，姜汁打糊丸。

治妇人形瘦，有时夜热痰嗽，月经不调。

青黛　瓜蒌仁　香附（童便浸，晒干）

上为末，姜蜜调，噙化。

治一人风热痰嗽。

南星　海粉（各二两）　半夏（一两）　青黛　黄连　瓜蒌子　石碱　萝卜子（各半两）　皂角炭　防风（各三钱）

上为末，神曲糊丸服。

治劳嗽吐红。

人参　白术　茯苓　百合　红花　细辛　五味　官桂　阿胶　黄芪　半夏　杏仁　甘草　白芍　天门冬

上㕮，水煎。若热，去桂、芪，用桑白皮、麻黄不去节、杏仁不去皮同煎。

又方　治嗽血。

红花　杏仁（去皮尖）　枇杷叶（去毛）　紫菀茸　鹿茸（炙）　木通　桑白皮（又云：加大黄）

上为末，炼蜜丸，噙化。

嗽烟筒　治痰嗽久远者。

佛耳草　款花（二钱）　鹅管石　雄黄（半钱）

上为末，铺艾上卷起，烧烟，吸入口内，细茶汤送下。

定嗽劫药。

诃子　百药煎　荆芥穗

上为末，姜蜜丸，噙化。

又方　治心烦咳嗽等证。

六一散加辰砂服。

清金丸　治食积火郁嗽劫药。

贝母　知母（各半两，为末）　巴豆（去油膜，半钱）

上为末，姜泥丸，辰砂为衣，食后服，每五丸，白汤下。一云：青黛为衣。

清金丸　一名与点丸。与清化丸同用，泻肺火，降膈上热痰。

片子黄芩（炒）

上为末，糊丸，或蒸饼丸梧子大，服五十丸。

清化丸　与清金丸同用，专治热嗽及咽痛，故苦能燥湿热，轻能治上。

灯笼草（炒）

上为末，蒸饼丸。又细末，醋调敷咽喉间痛。

又方　治痰嗽。

礞石（半两，煅）　风化硝（二钱半）　半夏（二两）　白术（一两）　茯苓　陈皮（各七钱半）　黄芩（半两）

上为末，粥丸。

又方　治咳嗽气实，无虚热者可服，汗多者亦用之。

粟壳（四两，蜜炒，去蒂膜）　乌梅（一两）　人参（半两）　款花（半两）　桔梗（半两）　兜铃（一两）　南星（姜制，一两）

上为末，蜜丸弹子大，含化。

苍莎丸　调中散郁。

苍术　香附（各四两）　黄芩（二两）

上为末，蒸饼丸梧子大，每服五十丸，食后，姜汤下。

人参清肺散　治痰嗽咽干，声不出。

人参（一钱半）　陈皮（一钱半）　半夏（一钱）　桔梗（一钱）　麦门冬（半钱）　五味（十个）　茯苓（一钱）　甘草（半钱）　桑白皮（一钱）　知母（一钱）　地骨皮（一钱）　枳壳（一钱）　贝母（一钱半）　杏仁（一钱）　款花（七分）　黄连（一钱）

上水煎，生姜三片。

六味地黄丸（见诸虚。）

千缗汤　坠痰丸（见痰类。）

肺痿治法，在乎养血养肺，养气清金[②]。曾治一妇人，二十余岁，胸膺间一窍，口中所咳脓血，与窍相应而出，以人参、黄芪、当归补气血之剂，加退热排脓等药而愈。

【附录】

《金匮方论》[③]曰：热在上焦者，因咳而肺痿得之，或从汗出，或从呕吐，或消渴，小便利数，或从便难，又被快药下利，重亡津液，故寸口脉数。其人咳，口中有浊唾涎沫者，为肺痿之病。其人脉数虚者是。

【附方】

海藏紫菀散　治咳中有血，虚劳肺痿。

人参（一钱）　紫菀（半钱）　知母（一钱半）　贝母（钱半）　桔梗（一钱）　甘草（半钱）　五味（十五个）　茯苓（一钱）　阿胶（炒，半钱）

上㕮咀，水煎。

知母茯苓汤　治咳嗽不已，往来寒热，自汗肺痿。

甘草　茯苓（各一两）知母　五味　人参　薄荷　半夏　柴胡　白术　款花　桔梗　麦门冬　黄芩（各半两）　川芎（二钱）　阿胶（三钱）

上水煎，生姜三片。

肺痈已破入风者，不治。用《医垒元戎》[4]搜风汤吐之，或用太乙膏成丸，食后服。收敛疮口，止有合欢树皮、白蔹煎饮之。合欢，即槿树皮也，又名夜合。

【附录】

肺痈为何？口中辟辟[5]燥，咳即胸中隐隐痛，脉反滑数，或数实者，此为肺痈也。

【附方】

桔梗汤　治肺痈，咳嗽脓血，咽干多渴，大小便赤涩。

桔梗　贝母　当归（酒洗）　瓜蒌仁　枳壳（炒）　桑白（蜜炙）　薏苡仁（炒）　防己（一两）　甘草节（生）　杏仁（炒）　百合（炙。各半两）　黄芪（两半）

上㕮咀，每服五钱，生姜五片，水煎。大便秘加大黄，小便秘加木通。

团参饮之　治七情及饥饱失宜，致伤脾肺，咳嗽脓血，渐成劳瘵[6]。

人参　紫菀　阿胶（蛤粉炒）　百合　细辛　款花　经霜桑叶　杏仁（炒）　天门冬（去心）　半夏　五味（各一两）　甘草（半两）

上每服四钱，水煎，生姜五片。气嗽加木香，唾血而热加生地黄，唾血而寒加钟乳粉，疲极咳嗽加黄芪，损肺咳血加没药、藕节，呕逆，腹满不食加白术，咳而小便多者加益智，咳而面浮气逆加沉香、橘皮。

【注释】

①泥膈：阻塞气机。 ②清金：治疗肺热而肺气上逆的一种方法，即清肺热，又称清金降火。 ③《金匮方论》：疑为元代医学家赵义德所撰的《金匮方论衍义》，注释《金匮要略》原文颇详。 ④《医垒元戎》：元代医学家王好古所撰的一本伤寒著作。 ⑤辟辟：象声词，指像手指弹石头的声音。 ⑥劳瘵（zhài）：也称痨瘵、肺痨、尸注、转注、劳注、劳疰、虫疰以及急痨、劳瘵骨蒸等，是由于痨虫侵袭肺叶而引起的一种具有传染性的慢性虚弱疾患，主要症状是咳嗽、咯血、潮热盗汗及胸痛、身体逐渐消瘦等。

衄血二十二

衄血，凉血行血为主，大抵与吐血同。用山茶花为末，童便、姜汁、酒调下。犀角生地黄汤，入郁金同用，如黄芩、升麻、犀角能解毒。又以郁金末、童便、姜汁并酒调服。经血逆行，或血腥，或吐血，或唾血，用韭汁服之立效。治血汗、血衄，以人中白①新瓦上火逼干，入麝香少许，研细酒调下。《经验》：人中白即溺盆白垽秋石②也。衄血出于肺，以犀角、升麻、栀子、黄芩、芍药、生地黄、紫菀、丹参、阿胶之类主之。《原病式》③曰：衄者，阳热怫郁，干于足阳明而上热，则血妄行，故鼻衄也。

【附方】

河间生地黄散　治郁热衄血，或咯吐血皆治之。

枸杞　柴胡　黄连　地骨　天门冬　白芍　甘草　黄芩　黄芪　生节　熟节（等分）

上㕮咀，汤煎服。若下血，加地榆。

又方　治衄血。

伏龙肝（半斤）

上以新汲水一大碗，淘取汁，和蜜顿服。

茜根散　治鼻衄不止。

茜根　阿胶（蛤粉炒）　黄芩（各一两）　甘草（炙，半两）　侧柏叶　生节

上以水一钟，姜三片，煎服。

黄芩芍药汤　治鼻衄不止。

黄芩　芍药　甘草（各等分）

上以水煎服。或犀角地黄汤，如无犀角以升麻代之。鼻通于脑，血上溢于脑，所以从鼻而出。凡鼻衄，并以茅花调止衄散，时进淅二泔，仍令其以麻油滴入鼻，或以萝卜汁滴入亦可。又茅花、白芍药，对半尤稳。

外迎法：以井花水④湿纸顶上贴之，左鼻以线札左手中指，右出札右手，俱出两手俱扎。或炒黑蒲黄吹鼻中，又龙骨末吹亦可。

止衄血

黄芪（六钱）　赤茯苓　白芍　当归　生节　阿胶（各三钱）

上为末，每服二钱，食后黄芪汤调服。

芎附散

川芎（二两）　香附（四两）

上为末，每服二钱，茶汤调下。

又法　治心热吐血及衄血不止。

百叶榴花（不以多少）

上干为末，吹出鼻中立瘥[⑤]。

【注释】

①人中白：中药名，指健康人尿液自然沉洁的固体物。②溺盆白垽（yìn）秋石：溺盆，尿盆。白垽，白色的沉淀物。秋石，一种从童男童女尿液中萃取提炼的钙化合物类，可入药。③《原病式》：金代医学家刘完素所撰的《素问玄机原病式》。④井花水：也作"井华水"，指清晨初汲的井水。⑤瘥（chài）：病愈，病除。

痔疮二十六

痔疮专以凉血为主。

【入方】

人参　黄芪　生节　川芎　当归（和血）　升麻　条芩　枳壳（宽肠）　槐角（凉血生血）　黄连

一方无黄连。

熏浣

五倍子　朴硝　桑寄生　莲房（又加荆芥）

煎汤，先熏后洗，又冬瓜藤亦好。又大肠热肿者，用木鳖子、五倍子研细末，调敷。痔头向上，是大肠热甚，收缩而上，用四物汤解毒，加枳壳、白术、槐角、秦艽。

【附录】

痔者，皆因脏腑本虚，外伤风湿，内蕴热毒，醉饱交接，多欲自戕，以故气血下坠，结聚肛门，宿滞不散，而冲突为痔也。其肛边发露肉珠，状如鼠乳，时时滴渍脓血，曰牡痔；肛边生疮肿痛，突出一枚，数日脓溃即散，曰牝痔；肠口大颗发瘤[①]，且痛且痒，出血淋沥，曰脉痔；肠内结核有血，寒热往来，登溷脱肛，曰肠痔。若血痔，则每遇大便，清血随而不止；若酒痔，则每遇饮酒发动，疮肿痛而流血；若气痔，则忧恐郁怒适临乎前，立见肿痛，大便艰难，强力则肛出而不收矣。此诸痔之外证也。治法总要，大抵以解热调血顺气先之。盖热则血伤，血伤则经滞，经滞则气不运行，气与血俱滞，乘虚而坠入大肠，此其所以为痔也。诸痔久不愈，必至穿穴为漏矣。

【附方】

治诸痔疮。

槐花（四两）　皂角刺（一两，捶碎）　胡椒（十粒）　川椒（一两）

上用豮猪[②]肚一个，入药在内，扎定口，煮熟去药，空心食猪肚。

清心丸　《素问》云：诸痛痒疮，皆属于心。心主血热，此药主之。

黄连（一两）　茯神　赤苓

上为末，炼蜜丸如梧子大，每一百丸，食前米汤下。

清凉饮　治诸痔热甚，大便秘结。

当归　赤芍　甘草（炙）　大黄（米上蒸晒）

上等分为末，每服二钱，新水调下。

槐角丸　治诸痔及肠风下血脱肛。

槐角（一两）　防风　地榆　当归　枳壳　黄芩（各半两）

上为末，糊丸如梧子大，空心米汤下二十丸。

猬皮丸　治诸痔出，里急疼痛。

槐花（炒）　艾叶（炒）枳壳　地榆　当归　川芎　黄芪　白芍　白矾（枯）　贯众　猬皮（一两，炙）　头发（烧，三钱）　猪后蹄重甲（十枚，炙焦）　皂角（一大锭，炙黄去皮）

上为末，炼蜜丸，梧子大，服五十丸，食前米汤下。

猪甲散　治诸痔。

猪悬蹄甲（不以多少）

上为末，陈米汤调二钱，空心服。

芎归丸　治痔下血不止。

川芎　当归　黄芪　神曲（炒）　地榆　槐花（炒。各半两）　阿胶（炒）　荆芥　木贼　头发（烧灰。各一钱半）

上为末，炼蜜丸，梧子大，服五十丸，食前米汤下。

干葛汤　治酒痔。

干葛　枳壳（炒）　半夏　茯苓　生节　杏仁（各半两）　黄芩（二钱半）　甘草（同上）

上剉，每服三钱，黑豆一百粒，姜三片，白梅一枚，煎服。

橘皮汤　治气痔。

橘皮　枳壳（炒）　川芎　槐花（炒。各半两）　槟榔　木香　桃仁（炒，去皮）　紫苏茎叶　香附　甘草（炙。各二分半）

上剉，每服八钱，姜枣煎服。

熏洗方

槐花　荆芥　枳壳　艾叶

又方

土矾末（二钱）　木鳖子（七个，取仁研）

上以水煎，薰洗三两次。如肛门肿热，以朴硝末水调淋之良。

又方　治肠痔，大便常有血。

上以蒲黄末方寸匕，米饮调下，日三顿瘥。

又方

捣桃叶一斛蒸之，内小口器中，以下部榻上坐，虫自出。

地黄丸　治五痔，滋阴必用之。

地黄（酒蒸熟，一两六钱）　槐角（炒）　黄柏（炒）　杜仲（炒）　白芷（各一两）　山药　山茱萸　独活（各八钱）泽泻　牡丹　茯苓（各六钱）　黄芩（一两半）　白附子（二钱）

上炼蜜丸，如梧子大，空心服五十丸，米汤下。

熏痔方

用无花果叶煮，水熏少时，再洗。又好醋沃[3]，烧新砖，如法坐熏，良。

又方

大黄（三钱，煨）　牡蛎（一两，煅）

上为末，作十服，空心服。

又方

大蒜一片，头垢捻成饼子，先安头垢饼于痔上，外安蒜艾灸之。

翻花痔

荆芥、防风、朴硝煎汤洗之，次用木鳖子、郁金研末，入龙脑些少，水调傅。又方熊胆、片脑，和匀贴之。

【注释】

①瘖：皮肤上起的小疙瘩。②獖（fén）猪：阉割过的猪。③沃：洗。

卷三

呕吐二十九

凡有声有物谓之呕吐，有声无物谓之哕。

胃中有热，膈上有痰者，二陈汤加炒山栀、黄连、生姜。有久病呕者，胃虚不纳谷也，用人参、生姜、黄芪、白术、香附之类。

呕吐，朱奉议[1]以半夏、橘皮、生姜为主。刘河间[2]谓：呕者，火气炎上。此特一端耳。有痰膈中焦食不得下者，有气逆者，有寒气郁于胃口者，有食滞心肺之分，而新食不得下而反出者，有胃中有火与痰而呕者。

呕吐药忌瓜蒌、杏仁、桃仁、萝卜子、山栀，皆要作吐，丸药带香药行散不妨。注船大吐，渴饮水者即死，童便饮之最妙。

【附方】

理中加丁香汤　治中脘停寒，喜辛物，入口即吐。

人参　白术　甘草（炙）　干姜（炮。各一钱）　丁香（十粒）

上㕮咀，生姜十片，水煎服，或加枳实半钱亦可。不效，或以二陈汤加丁香十粒，并须冷服，盖冷遇冷则相入，庶不吐出。又或活人生姜橘皮汤。

活人生姜橘皮汤

橘皮（四两）　生姜（半斤）

上㕮咀，水七盏，煮至三盏，去滓，逐旋温服。

热呕，济生[3]竹茹汤、小柴胡加竹茹汤（见疟类。）

上并用生姜，多煎服。

济生竹茹汤

葛根（三两）　半夏（炮七次，二两）　甘草（炙，一两）

上㕮咀，每四钱，水一盏，入竹茹一小块，姜五片。

加味二陈汤　治停痰结气而呕。

半夏　橘皮（各五两）　白茯苓（三两）　甘草（炙。一两半）　砂仁（一两）　丁香（五钱）　生姜（三两）

上水煎服。

吐虫而呕方

黑铅炒成灰，槟榔末，米饮调下。

【注释】

①朱奉议：宋代医学家朱肱，字翼中，曾为奉议郎，所以世称朱奉议，他专心研究仲景学说数十年，将《伤寒论》各证分类，设为百问加以解答，写成《伤寒百问》。②刘河间：金代医学家刘完素，河北河间人，故人称刘河间。③济生：疑为宋代医学家严用和所撰的《济生方》。

恶心三十

恶心有痰、有热、有虚，皆用生姜，随症佐药。

戴云：恶心者，无声无物，心中欲吐不吐，欲呕不呕，虽曰恶心，实非心经之病，皆在胃口上，宜用生姜，盖能开胃豁痰也。

【附录】

恶心，欲吐不吐，心中兀兀[1]，如人畏舟船，宜大半夏汤，或小半夏茯苓汤，或理中汤加半夏亦可。又胃中有热恶心者，以二陈加生姜汁、炒黄连、黄芩各一钱，最妙。

【附方】

大半夏汤

半夏　陈皮　茯苓（各二钱半）

上㕮咀，水二盏，姜二钱半，煎八分，食后服。

小半夏茯苓汤

半夏（五两）　茯苓（三两）

上㕮咀，每服八钱，用水一盏半，煎至一盏，入生姜自然汁投药中，更煎一两沸，热服，无时。或用生姜半斤同煎。

理中汤（见中寒。）

【注释】

①兀兀：昏沉的样子。

咳逆三十一

咳逆有痰、气虚、阴火。视其有余不足治之，其详在《格致余论》。

不足者，人参白术汤下大补丸；有余并有痰者吐之，人参芦之类。痰碍气而吃逆，用蜜水吐，此乃燥痰不出。痰者，陈皮、半夏；气虚，人参、白术；阴火[①]，黄连、黄柏、滑石；咳逆自痢者，滑石、甘草、炒黄柏、白芍、人参、白术、陈皮，加竹荆沥服。

戴云：吃，逆者，因痰与热，胃火者极多。

【附录】

咳逆为病，古谓之哕，近谓之呃，乃胃寒所生，寒气自逆而呃上，此症最危。亦有热呃，已见伤寒症，其有他病发呃者，宜用半夏一两，生姜半两，水煎热服。或理中汤加枳壳、茯苓各半钱，半夏一钱。不效更加丁香十粒。吐利后，胃虚寒咳逆者，以羌活附子汤，或丁香十粒，柿蒂十个，切碎水煎服。吐利后胃热咳逆者，以橘皮竹茹汤。亦无别病偶然致呃，此缘气逆而生，宜小半夏茯苓汤加枳实、半夏。又或煎汤泡萝卜子，研取汁，调木香调气散，热服之，逆气用之最佳。

【附方】

橘皮干姜汤　治咳逆不止。

橘皮　通草　干姜　桂心　甘草（炙。各二两）　人参（一两）

上用五钱，水煎服。

生姜半夏汤　通治咳逆欲死。

半夏（一两）　生姜（二两）

上以水煎，温作三服。

阴证咳逆

川乌　干姜（炮）　附子（炮）　肉桂　芍药　甘草（炙）　半夏　吴茱萸　陈皮　大黄（等分）

上为末，每服一钱，生姜五片，煎服。

人参白术汤

人参　黄芩　柴胡　干葛　栀子仁　甘草（炙。各半两）　白术　防风　半夏（泡，七次）　五味

上㕮咀，每服四钱，姜三片煎。

羌活附子汤　治吃逆。

木香　附子（炮）　羌活　茴香（炒。各半两）　干姜（一两）

上为末，每服二钱，水一盏半，盐一捻[②]，煎二十沸，和柤热服，一服止。《三因》[③]加丁香。

橘皮竹茹汤

橘皮（一升）　竹茹（一升半）　甘草（炙，二两）　人参（半两）　枣子（三十个）　生姜（半两）

上㕮咀，水十盏，煎至三盏，作三服。

小半夏茯苓汤

二陈汤加黄芩煎。

木香调气散

白蔻仁　丁香　檀香　木香（各二两）　藿香　甘草（炙。各八两）　砂仁（四两）

上为末，每服二钱，入盐少许，沸汤点服。

大补丸（见补损。）

理中汤（见中寒。）

【注释】

①阴火：金元时期医学家李杲（自号东垣老人）运用阴阳学说将人身生理之火分为阴和阳，阴火是指饮食劳倦、七情所伤而导致的脾胃虚弱、气血阴阳不足、脏腑功能失调、阳气浮动、气火失调的一种致病性“壮火”。②捻（niē）：用手指夹住。③《三因》：宋代医学家陈言所撰的《三因极一病源论粹》，简称《三因方》，特点是将临床与三因相结合。

翻胃三十二

翻胃[①]大约有四：血虚、气虚、有热、有痰兼病，必用童便、韭汁、竹沥、牛羊乳、生姜汁。

气虚，入四君子汤，右手脉无力；血虚，入四物汤加童便，左手脉无力。切不可用香燥之药，若服之必死，宜薄滋味。治反胃，用黄连三钱，生姜汁浸，炒山楂肉二钱，保和丸二钱，同为末，糊丸如麻子大，胭脂为衣，人参汤入竹沥再煎一沸，下六十丸。有痰，二陈汤为主，寸关脉沉或伏而大。有气结，宜开滞导气之药，寸关脉沉而涩。有内虚阴火上炎而反胃者，作阴火治之。

年少者，四物汤清胃脘，血燥不润便故涩，《格致余论》甚详；年老虽不治，亦用参术，关防[②]气虚胃虚。

气虚者，四君子汤加芦根、童便，或参苓白术散，或韭汁、牛羊乳，或入驳驴尿。又有积血停于内而致，当消息[③]逐之。大便涩者难治，常令食兔肉则便利。

翻胃即膈噎，膈噎乃翻胃之渐。《发挥》备言：年高者不治。粪如羊屎者，断不可治，大肠无血故也。

戴云：翻胃血虚者，脉必数而无力；气虚者，脉必缓而无力；气血俱虚者，则口中多出沫，但见沫大出者必死。有热者，脉数而有力；有痰者，脉滑数，二者可治。血虚者，四物为主；气虚者，四君子为主；热以解毒为主；痰以二陈为主。

又方

用马剥儿[④]烧灰存性[⑤]一钱，好枣肉、平胃散二钱。

上和匀，温酒调服，食即可下，然后随病源调理。

又方

茱萸　黄连　贝母　瓜蒌　牛转草

治翻胃。

韭菜汁（二两）　牛乳（一盏）

上用生姜汁半两，和匀，温服效。

治翻胃、积饮通用。

益元散，生姜自然汁澄白脚，丸小丸子，时时服。

【附方】

烧针丸　此药清镇，专主吐逆。

黄丹（不以多少）

上研细，用去皮小枣肉，丸如鸡头大，每用针签于灯上，烧灰为末，乳汁下一丸。

枣肉平胃散

厚朴（姜制）陈皮（去白。各三斤二两）　甘草（炙）　红枣生姜（各二斤）　苍术（泔浸一宿，炒，五斤）

上剉拌匀，以水浸过面上半寸许，煮干焙燥为末，每服二钱，盐汤空心点服。

参苓白术散（见脾胃类。）

保和丸（见积聚类。）

【注释】

①翻胃：又称“反胃”“胃反”，是一种以食后脘腹闷胀、宿食不化、朝食暮吐、暮食朝吐为主要临床表现的病证。 ②关防：本指用兵防守的关隘，此处指固守正气的关键部位。 ③消息：平息。 ④马剥儿：王瓜，具有清热生津、化瘀通乳的功效。 ⑤烧灰存性：把药物放入密封容器内，再用火烧，直到药物成灰。

吞酸三十三（附嗳气）

吞酸者，湿热郁积于肝而出，伏于肺胃之间，必用粝食[①]蔬菜自养。宜用炒吴茱萸顺其性而折之，此反佐之法也。必以炒黄连为君。二陈汤加茱萸、黄连各炒，随时令迭其位，使苍术、茯苓为辅佐，冬月倍茱萸，夏月倍黄连，汤浸炊饼，丸如小丸，吞之，仍教以粝食蔬菜自养，即安。

戴云：湿热在胃口上，饮食入胃被湿热郁遏，其食不得传化，故作酸也。如谷肉在器，湿热则易为酸也。

入方

茱萸（一两，去枝梗，煮少时，浸半日，晒干） 陈皮（一两） 苍术（米泔浸，一两） 黄连（二两，陈壁土炒，去土秤） 黄芩（一两，如上土炒） 或加桔梗一两，茯苓一两

上为末，神曲糊丸，绿豆大，每服二三十丸，时时津液，食后服。

【附录】

吞酸与吐酸不同。吐酸，《素问》以为热，东垣又为寒，何

也？吐酸，是吐酸水如醋，平时津液随上升之，气郁积而久，湿中生热，故从火化，遂作酸味，非热而何？其有郁积之久不能自涌而出，伏于肺胃之间，咯不得上，咽不得下，肌表得风寒则内热愈郁，而酸味刺心，肌表温暖，腠理开发，或得香热汤丸，津液得行，亦可暂解，非寒而何？《素问》言热，言其本也；东垣言寒，言其末也。

【附方】

曲术丸　治中脘宿食留饮，酸蜇心痛，或口吐清水。

神曲（炒，三两）　苍术（泔浸，炒，一两半）　陈皮（一两）

上为末，生姜汁煮，神曲糊为丸，每七十丸，姜汤下。

加味平胃散　治吞酸或宿食不化。

生料平胃散加神曲、麦芽炒，各半钱（术朴不制）

上生姜三片，水煎五钱服。

嗳气，胃中有火有痰。

【入方】

南星　半夏　软石膏　香附

一本有炒栀子

上作丸，或作汤，服之。盖胃中有郁火，膈上有稠痰故也。

软石膏丸亦不可服。本方痰条下云：嗳气吞酸，此系食郁有热，火气冲上，黄芩为君，南星、陈皮为佐，热多加青黛。

【注释】

①粝（lì）食：粗糙的饭食。粝，粗糙的米。

痞三十四

痞者有食积兼湿。东垣有法有方。

心下痞，须用枳实炒黄连。如禀受[①]充实，面苍骨露，气实之人而心下痞者，宜枳实、黄连、青皮、陈皮、枳壳；如禀受素弱，转运[②]不调，饮食不化而心下痞者，宜白术、山楂、曲蘖[③]、陈皮。如肥人心下痞者，乃是实痰，宜苍术、半夏、砂仁、茯苓、滑石；如瘦人心下痞者，乃是郁热在中焦，宜枳实、黄连、葛根、升麻。如食后感寒，饮食不化，心下痞，宜藿香、草豆蔻、吴茱萸、砂仁。痞挟血成窠囊，用桃仁、红花、香附、大黄之类。

又方

吴茱萸（三两，汤浸煮少时）　黄连（八两）

粥糊为丸，每服五七十丸，白术陈皮汤下。

玉液丸

软石膏（不以多少，又云火煅红出火毒）

上为末，醋糊丸如绿豆大，服之专能泻胃火，并治食积痰火。

【附录】

痞者与否同，不通泰也。由阴伏阳蓄，气与血不运而成。处心下，位中央，腹[④]满痞塞者，皆土之病也。与胀满有轻重之分，痞则内觉痞闷，而外无胀急之形者，是痞也。有中气虚弱，不能运化精微为痞者；有饮食痰积，不能施化为痞者；有湿热太甚为痞者。古方治痞用黄连、黄芩、枳实之苦以泄之，厚朴、生姜、半夏之辛以散之，人参、白术之甘苦以补之，茯苓、泽泻之淡以渗之。既痞同湿治，惟宜上下分消其气，如果有内实之证，庶可略与疏导。世人苦于痞塞，喜行利药，以求其速效，暂时快通，痞若再作，益以滋甚。

【附方】

加味补中益气汤　治内伤心下痞。（方见内伤。）

脉缓，有痰而痞，加半夏、黄连；脉弦，四肢满闷，便难而心下痞，加柴胡、黄连、甘草；大便秘燥，加黄连、桃仁，少加大黄、归身；心下痞瞀闷者，加白芍药、黄连；心下痞中寒者，加附子、黄连；心下痞腹胀，加五味子、白芍、砂仁，天寒少加干姜或中桂；心下痞呕逆者，加黄连、生姜、陈皮，如冬月加黄连，少入丁香、藿香；心下痞如腹中气上逆者，是冲脉逆也，加黄柏三分，黄连一分半以泄之；如食已心下痞，别服橘皮枳术丸。

枳实消痞丸　治右关脉浮弦，心下虚痞，恶食懒倦，开胃进食。

枳实　黄连（各五钱）　干生姜（二钱）　半夏曲（三钱）　厚朴（四钱）　人参（三钱）　甘草（炙，二钱）　白术（三钱）　茯苓　麦芽（各二钱）

上为末，水浸蒸饼丸，如梧桐子大，服三五十丸，温水下。

橘皮枳术丸

橘皮　枳实　白术（等分）

上为末，荷叶裹，烧饭为丸，每服五十丸，白汤下。

枳术丸　助胃消食，宽中去痞满。

白术　枳实（各二两）

上为末，荷叶裹，烧饭为丸。

【注释】

①禀受：指受于自然的体性或气质，此处指人体内的气血。　②转运：气血的循环运行。　③曲蘖（niè）：制酒的酒曲。　④䐜（chēn）：肿胀，胀大。

嘈杂三十五

嘈杂[①]是痰因火动，治痰为先。姜炒黄连入痰药，用炒山栀子、黄芩为君，南星、半夏、陈皮为佐。热多加青黛。嘈杂，此乃食郁有热，炒栀子、姜炒黄连不可无。肥人嘈杂，二陈汤少加抚芎、苍术、白术、炒山栀子。嘈杂若湿痰气郁，不喜食，三补丸加苍术，倍香附子。

医按：蒋氏子条云心嘈索食，以白术、黄连、陈皮作丸，白汤下七、八十丸，数服而止。又云：眩晕嘈杂，是火动其痰，二陈汤加栀子、芩、连之类。

戴云：此则俗谓之心嘈也。

三补丸（见补损。）

【注释】

①嘈杂：中医病名，指一种以胃中空虚、似饥非饥、似辣非辣、似痛非痛、莫可名状、时作时止为表现的病证。

伤食三十六

伤食恶食者，胸中有物，宜导痰补脾，用二陈汤加白术、山楂、川芎、苍术服之。

忧抑伤脾，不思饮食，炒黄连、酒芍药、香附同清六丸末，用姜汁浸，蒸饼丸服。

【入方】

治气抑痰，倦不思食。

白术（二两）　苍术　陈皮　黄连　黄柏　半夏（各二两）　扁柏（七钱半）　香附（一两半）　白芍（一两半）

上为末，姜汁面糊丸。

治心腹膨[①]，肉多食积所致。

南星（一两半，姜制）　半夏　瓜蒌仁（研和润，一两半）　香附（一两，童便浸）　黄连（三两，姜炒）　礞石（硝煅）　萝卜子　连翘（半两）　麝（少许）

又方　加陈皮半两。

上为末，曲糊丸。

一人因吃面内伤，肚热头痛。白术一钱半，白芍、陈皮、苍术各一钱，茯苓、黄连、人参、甘草各五分。

上作一服，姜三片，煎。如口渴，加干葛二钱，再调理。

补脾丸

白术（半斤）　苍术　茯苓　陈皮（各三两）

粥为丸。

清六丸（见泄泻。）

【附录】

伤食之证，右手气口必紧盛，胸膈痞塞，噫气如败卵臭，亦有头痛发热，但身不痛为异耳，用治中汤加砂仁一钱，或用红丸子。

【附方】

加味二陈汤　治中脘闻食气则呕。

本方加砂仁一钱，青皮半钱。

红丸子　治伤食。

京三棱　蓬术（煨）　青皮　陈皮（五两）　干姜（炮）　胡椒（三两）

上为末，用醋糊丸，如梧子大，矾红为衣，服三十丸，食后姜汤下。

治中汤（见脾胃。）

【注释】

①臌（gǔ）：指肚子膨胀的病。

水肿三十八

水肿，因脾虚不能制水，水渍妄行，当以参、术补脾，使脾气得实则自健运，自能升降运动其枢机，则水自行，非五苓、神祐之行水也。宜补中、行湿、利小便，切不可下。用二陈汤加白术、人参、苍术为主，佐以黄芩、麦门冬、炒栀子制肝木。若腹胀，少佐以厚朴；气不运，加木香、木通；气若陷下，加升麻、柴胡提之。随病加减，必须补中行湿。二陈治湿，加升提之药，能使大便润而小便长。产后必须大补血气为主，少佐苍术、茯苓，使水自降，用大剂白术补脾，若壅满，用半夏、陈皮、香附监之。有热当清肺金，麦门冬、黄芩之属。一方用山栀子去皮取仁，炒，捶碎，米汤送下一抄[①]。若胃热病在上者，带皮用。治热水肿，用山栀子五钱，木香一钱半，白术二钱半，㕮咀，取急流顺水煎服。水胀，用大戟、香薷，浓煎汁成膏丸，去暑利小水。大戟为末，枣肉丸十丸，泄小水，劫快实者。

戴云：水肿者，通身皮肤光肿如泡者是也，以健脾、渗水、利小便、进饮食，元气实者可下。

【附录】

腰以下肿宜利小便，腰以上肿宜发汗，此仲景之要法也。诸家只知治湿当利小便之说，执此一途，用诸去水之药，往往多死；又用导水丸、舟车丸、神祐丸之类大下之，此速死之兆。盖脾极虚而败，愈下愈虚，虽劫效目前，而阴损正气，然病亦不旋肿[②]而至。大法宜大补中宫为主，看所挟加减，不尔则死，当以严氏实脾散加减用。阳病水兼阳证者，脉必沉数；阴病水兼阴证者，脉必沉迟。水之为病不一，贾洛阳以病肿不治，必为锢疾，虽有扁鹊，亦莫能为，则知肿之危恶，非他病比也。夫人之所以得全其性命者，水与谷而已，水则肾主之，土谷则脾主之，惟肾虚不能行水，惟脾虚不能制水，胃与脾合气，胃为水谷之海，又因虚而不能传化焉，故肾水泛溢，反得以浸渍脾土，于是三焦停滞，经络壅塞，水渗于皮肤，注于肌肉而发肿矣。其状：自胞[③]上下微起，肢体重著[④]，咳喘怔忡，股间清冷，小便涩黄，皮薄而光，手按成窟，举手即满是也。治法：身有热者，水气在表，可汗；身无热，水气在里，可下。其间通利小便，顺气和脾，俱不可缓耳。证虽可下，又当权其轻重，不可过用芫花、大戟、甘遂猛烈之剂，一发不收，吾恐峻决者易，固闭者难，水气复来而无以治之也。风肿者，皮粗，麻木不仁，走注疼痛；气肿者，皮厚，四肢瘦削，腹胁胀膨；其皮间有红缕赤痕者，此血肿也。妇人怀胎，亦有气遏水道而虚肿者，此但顺气安脾，饮食无阻，既产而肿自消。大凡水肿先起于腹，而后散四肢者可活；先起于四肢，而后归于腹者，不治。大便滑泄，与夫唇黑、缺盆平、脐突、足平、背平，或肉硬，或手掌平，又或男从脚下肿而上，女从身上肿而下，并皆不治。若遍身肿烦渴，小便赤涩，大便闭，此属阳水[⑤]，先以五皮散或四磨饮添磨生枳壳，重则疏凿饮；若遍身肿不烦渴，大便溏，小便少不涩赤，此属阴水[⑥]，宜实脾饮或木香流气饮；阳水肿，败荷叶烧灰存性，为末，米饮调下；若病可下者，以三圣饮，牵牛、枳实、萝卜子三味，看大小虚实与服。气实者，三花神祐丸、舟车丸、禹功散选用。忌食羊头、蹄肉，其性极补水，食之百不一愈。

【附方】

加味五皮散　治四肢肿满，不分阳水、阴水皆可服。

陈皮　桑白皮　赤茯苓皮　生姜皮　大腹皮（各一钱）　加姜黄（一钱）　木瓜（一钱）

上作一服，水煎。又方去陈皮、桑白，用五加、地骨皮。

疏凿饮子　治水气遍身浮肿，喘呼气急，烦渴，大小便不利，服热药不得者。

泽泻　赤小豆（炒）　商陆　羌活　大腹皮　椒目　木通　秦艽　槟榔　茯苓皮（等分）

上吹咀，水煎，姜五片。

大橘皮汤　治湿热内攻，腹胀水肿，小便不利，大便滑泄。

陈皮（一两） 木香（二钱半） 滑石（六两） 槟榔（三钱） 茯苓（一两） 猪苓 白术 泽泻 肉桂（各半两）甘草（二钱）

生姜五片，水煎服。

十枣丸 治水气四肢浮肿，上气喘急，大小便不利。

甘遂 大戟 芫花（各等分）

上为末，煮枣肉为丸，桐子大，清晨热汤下三十丸，以利为度，次早再服，虚人不可多服。

又方 治虚肿。

大香附不以多少，以童便浸一日夜，取出，另换童便又浸一日夜，再取出，又换童便，浸一日夜，擦去皮，晒干。

上为末，醋糊丸如梧子大，服七十丸，煎二十四味流气饮送下。

严氏实脾散

厚朴（制） 白术 木瓜 大腹子 附子 木香 草果仁 白茯苓 干姜（炮。各一两） 甘草（炙，半两）

上㕮咀，姜五片，枣一枚，煎服无时。

木香流气饮（见气类。）

四磨饮（见喘类。）

三花神祐丸 舟车丸（并见中湿类。）

禹功散

黑牵牛（头末四两） 茴香（炒，一两）

上为末，生姜自然汁调一二钱，临睡服。或加白术一两。

加味枳术汤 治气为痰饮闭隔，心下坚胀，名曰气分。

枳壳 白术 紫苏茎叶 桂 陈皮 槟榔 北梗木香 五灵脂（炒。各二分） 半夏 茯苓 甘草（各一分半）

上以水煎，姜三片。

胎水证：凡妇人宿有风寒冷湿，妊娠喜脚肿，亦有通身肿满，心腹急胀，名曰胎水。

二十四味流气饮（见气类。）

【注释】

①一抄：古代以十撮为一抄，也泛指一握、一把。②旋肿：掉转脚跟，比喻时间极短。③自胞：上下眼皮。④重著：关节沉重而屈伸不利。⑤阳水：水肿的一种，因风邪外袭，水湿浸渍导致肺失宣降，脾失健运所致。⑥阴水：水肿之属虚证者，因脾肺虚弱或肾经亏损等所致。

小便不通四十

小便不通，有气虚、血虚、有痰、风闭、实热。

气虚用参、芪、升麻等，先服后吐，或参、芪药中探吐之；血虚四物汤先服后吐，或芎归汤中探吐亦可；痰多二陈汤先服后吐。以上皆用探吐。若痰气闭塞，二陈汤加木通（一作木香）、香附探吐之，以提其气，气升则水自降下，盖气承载其水也。有实热者，当利之，砂糖汤调牵牛末二三分，或山栀之类。有热、有湿、有气结于下，宜清宜燥宜升。有孕之妇，多患小便不通，胞[①]被胎压下故也，转胞[②]论用四物汤加参、术、半夏、陈皮、甘草、姜、枣，煎汤，空心服。

一妇人脾疼后，患大小便不通，此是痰隔中焦，气滞于下焦，以二陈汤加木通，初吃后煎相吐之。

【附录】

肾主水，膀胱为之府，水潴[③]于膀胱而泄于小肠，实相通也。然小肠独应于心者，何哉？盖阴不可以无阳，水不可以无火，水火既济，土不相交，此荣卫所以流行，而水窦开阖，所以不失其司耳。惟夫心肾不交，阴阳不调，故内外关格而水道涩，传送失度而水道滑，热则不通，冷则不禁，其热盛者，小便闭而绝无，其热微者，小便难而仅有。肾与膀胱俱虚，客热乘之，故不能制水，水挟热而行涩，为是以数起而溺有余沥；肾与膀胱俱冷，内气不充，故胞中自滑，所出多而色白，为是以遇夜阴盛愈多矣。小便涩滑，又当调适其气欤。

【附方】

草蜜汤　治心肾有热，小便不通。

生车前草，捣取自然汁半盏，入蜜一匙调下。

蒲黄汤　治心肾有热，小便不通。

赤茯苓　木通　车前子　桑白皮　荆芥　灯心　赤芍　甘草（炙）　生蒲黄　滑石（等分）

上为末，每服二钱，葱头一根，紫苏五叶，煎汤调服。

又方　治膀胱不利为癃。癃者，小便闭而不通。

八正散加木香，以取效。或曰滑石亦可。

又方　治小便不通，脐下满闷。

海金沙（一两）　腊茶（半两）

上为末，每服三钱，生姜甘草汤调下。

又方　治小便不通。

鸡子中黄一枚，服之不过三。

又方　炒盐热，熨小腹，冷复易之。

又方　治忍小便，久致胞转。

自取爪甲烧，饮服之。

又方　以蒲黄裹患人肾，令头至地，三度即通。

又方　取陈久笔头一枚，烧为灰，和水服之。

芎归汤（见肠风类。）

二陈汤（见中风。）

八正散（见淋。）

【注释】

①胞（pāo）：通“脬”，膀胱。②转胞：中医病名，指妊娠小便不通，

即孕妇因胎压迫膀胱，出现下腹胀而微痛、小便不通的一种病证，多与中气不足有关。 ③潴(zhū)：水积聚。

小便不禁四十一

小便不禁者，属热，属虚。热者五苓散加解毒，虚者五苓加四物。

戴云：小便不禁，出而不觉，赤者有热，白者气虚也。

【附录】

小便不禁，有虚热、虚寒之分。内虚寒，自汗者，秘元丹、三因韭子丸；内虚湿热者，六味地黄丸，或八味丸加杜仲、骨脂、五味。老人宜八味丸减泽泻为妙。

【附方】

秘元方　助阳消阴，正气温中，内虚里寒，冷气攻心，胀痛泄泻，自汗时出，小便不禁，阳衰足冷，真气不足，一切虚冷。

白龙骨（三两，烧）　诃子（十个，炮，去核）　砂仁（一两）　灵砂（二两）

上四味为末，煮糯米粥丸，如麻子大，空心，温酒送下二丸，临卧冷水送下三丸。忌葱、茶、葵菜[①]物。

暖肾丸　治肾虚多溺，或小便不禁而浊。

胡芦巴（炒）　故纸（炒）　川楝（用牡蛎炒，去牡蛎）　熟节　益智　鹿茸（酒炙）　山茱萸　代赭[②]（烧，醋淬七次，另研）　赤石脂（各七钱半）　龙骨　海螵蛸　熟艾（醋拌，炙焦）　丁香乳香（各五钱）　禹余粮（煅，醋淬，七钱半）

上为末，糯米粥丸，如梧子大，服五十丸，煎菖蒲汤空心送下。

三因家韭子丸　治下元虚冷，小便不禁，或成白浊。

韭子（六两，炒） 鹿茸（四两，酥炙） 苁蓉（酒浸） 牛膝 熟节 当归（各二两） 巴戟（去心） 菟丝子（酒浸。各一两半） 杜仲 石斛 桂心 干姜（炮。各一两）

上为末，酒糊丸如梧子大，每服一百丸，空心，汤酒任下。

六味地黄丸（见补损。）

八味丸（见补损。）

【注释】

①葵菜：又称冬葵，俗称冬苋菜或滑菜。 ②代赭（zhě）：代赭石，为氧化类刚玉族矿物赤铁矿矿石，可入药。

梦遗四十五（附精滑）

专主乎热。

带下与脱精同治法，青黛、海石、黄柏。内伤气血，虚不能固守，常服八物汤加减，吞樗树根丸。思想成病，其病在心，安神丸带补药。热则流通，知母、黄柏、蛤粉、青黛为丸。精滑专主湿热，黄柏、知母降火，牡蛎粉、蛤粉燥湿。

戴云：因梦交而出精者，谓之梦遗，不因梦而自泄精者，谓之精滑，皆相火所动，久则有虚，而无寒也。

【入方】

良姜（三钱） 黄柏（二钱） 芍药（二钱。并烧灰存性） 樗根白皮（一两半）

上为末，糊丸，每服三十丸。

【附录】

遗精得之有四：有用心过度，心不摄肾，以致失精者；有因思色欲不遂，精乃失位，输精而出者；有欲太过，滑泄不禁者；有年高气盛，久无色欲，精气满泄者。然其状不一，或小便后出多，不可禁者；或不小便而自出；或茎中出而痒痛，常如欲小便者。并宜先服辰砂妙香散，或感喜丸，或分清饮，别以绵裹龙骨同煎。又或分清饮半帖，加五倍子、牡蛎粉、白茯苓、五味子各半钱，煎服。

梦遗，俗谓之夜梦鬼交，宜温胆汤去竹茹，加人参、远志、莲肉、酸枣仁、炒茯神各半钱。

【附方】

妙香散（见溺血类。）

感喜丸

黄蜡（四两）　白茯苓（去皮，四两，作块，用猪苓一分，同于磁器内，煮二十沸，取出，日干，不用猪苓）

上以茯苓为末，溶蜡搜丸，如弹子大，每服一丸，空心细嚼津液咽下，小便清为度，忌米醋。

八物汤（见补损。）

分清饮（见浊类。）

樗树根丸（即固肠丸。见妇人。）

安神丸（见痫。）

温胆汤

半夏　枳壳（各一两）　甘草（四钱）　茯苓（三分）　陈皮（一两半）

上㕮咀，每服四钱，水盏半，姜七片，枣一枚，竹茹一块，煎七分，去柤，食前热服。

消渴四十六

消渴，养肺、降火、生血为主。分上中下治。三消皆禁用半夏，血虚亦忌用。口干咽痛，肠燥大便难者，亦不宜用，汗多者，不可用。不已必用姜盐制。消渴若泄泻，先用白术、白芍药炒为末，调服后却服前药。（即诸汁膏。）内伤病退后，燥渴不解，此有余热在肺经，可用参、芩、甘草少许，生姜汁调冷服，或以茶匙挑姜汁与之，虚者可用人参汤。天花粉，消渴神药也。上消者，肺也，多饮水而少食，大小便如常；中消者，胃也，多饮水而小便赤黄；下消者，肾也，小便浊淋如膏之状，面黑而瘦。

【入方】

黄连末　天花粉末　人乳汁（又云牛乳）　藕汁　生苄汁

上后二味汁为膏，入前三味搜和，佐以姜汁和蜜为膏，徐徐留舌上，以白汤少许送下。能食者，加软石膏、瓜蒌根。

【附录】

水包天地，前辈尝有是说矣。然则中天地而为人，水亦可以包润五脏乎？曰：天一生水，肾实主之，膀胱为津液之府，所以宣行肾水，上润于肺，故识者肺为津液之脏，自上而下，三焦脏腑，皆囿[①]乎天一真水之中。《素问》以水之本在肾，末在肺者此也，真水不竭，安有所谓竭哉？人惟淫欲恣情，酒面无节，酷嗜炙煿[②]糟藏，咸酸酢醢[③]，甘肥腥膻之属，复以丹砂玉石济其私，于是炎火上熏，腑脏生热，燥炽盛，津液干焦，渴饮水浆而不能自禁。其热气上腾，心虚受之，心火散熳，不能收敛，胸中烦躁，舌赤唇红，此渴引饮常多，小便数少，病属上焦，谓之消渴。热蓄于中，脾虚受之，伏阳蒸胃，消谷善饥，饮食倍常，不生肌肉，此渴亦不甚烦，但欲饮冷，小便数而甜，病属中焦，谓之消中。热伏于下，肾虚受之，腿膝枯细，骨节酸痛，精走髓空，引水自救，此渴水饮不多，随即溺下，小便多而浊，病属下焦，谓之消肾。又若强中消渴，其毙可立待也。治法总要，当以白术散养脾，自生津液，兼用好粳米煮粥，以膂[④]肉碎细，煮服以养肾，则水有所司，又用净黄连湿剉，入雄猪肚中，密札，于斗米上蒸烂，添些蒸饮，臼中杵，粘丸如桐子，服一百丸，食后米

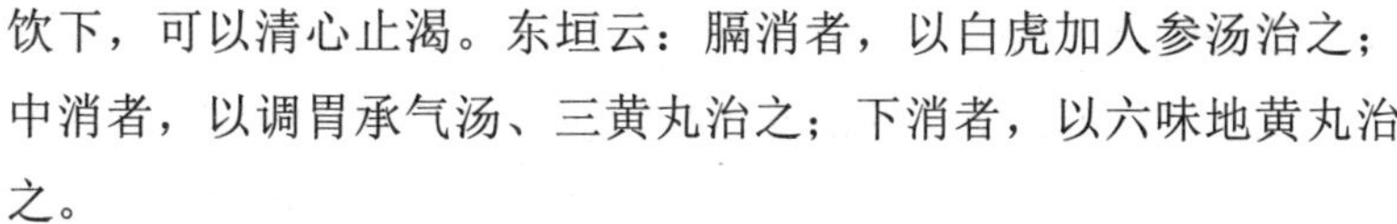

饮下，可以清心止渴。东垣云：膈消者，以白虎加人参汤治之；中消者，以调胃承气汤、三黄丸治之；下消者，以六味地黄丸治之。

【附方】

茯菟丸　治三消渴通用，亦治白浊。

菟丝子（酒浸，十两）　北五味子（七两）　白茯苓（五两）　石莲肉（三两）

上为末，用山药六两为末，作糊和丸，梧子大，每服五十丸，米汤下。

麦门冬饮子　治膈消，胸满烦心，津液干少，短气而渴。

知母　甘草（炙）　瓜蒌　五味子　人参　葛根　生苄　茯神　麦门冬（去心。各等分）

上㕮咀，水煎，入竹叶十四片。

加味钱氏白术散　治消渴不能食。

人参　白术　白茯苓　甘草（炙）　枳壳（炒。各半钱）藿香（一钱）　干葛（二钱）　木香　五味　柴胡（三分）

上作一服，水煎服。

地黄饮子　治消渴咽干，面赤烦躁。

甘草（炙）　人参　生苄　熟苄　黄芪　天门冬　麦门冬（去心）　泽泻　石斛　枇杷叶（炒）

上每服五钱，水煎服。

加减八味丸　治肾虚消渴引饮。

本方内减附子，加五味子。《要略》治男子消渴，小便反多者，仍用本方。（方见补损。）

清心莲子饮　治渴而小便浊或涩。

黄芩　麦门冬　地骨皮　车前子　甘草（各三钱）　莲子　茯苓　黄芪　柴胡　人参（各三钱半）

上㕮咀，水煎服。

川黄连丸　治渴。

川黄连（五两）　天花粉　麦门冬（去心。各二钱半）

上为末，生地黄汁并牛乳夹和，捣丸梧子大，服三十丸，粳米汤送下。

玉泉丸　治烦渴口干。

麦门冬（去心）　人参　茯苓　黄芪（半生半蜜炙）　乌梅（焙）　甘草（各一两）　瓜蒌根　干葛（各一两半）

上为末，蜜丸弹子大，每服一丸，温汤嚼下。

白虎加人参汤（见中暑。）

调胃承气汤（见痢类。）

三黄丸

黄连（去须）　黄芩　大黄（煨。各等分）

上为末，炼蜜丸梧子大，每服四十丸，熟水下。

六味地黄丸（见补损。）

【注释】

①囿（yòu）：拘泥。　②炙煿（bó）：熏烤煎炒的食物。　③酢醢（cù hǎi）：变酸、腐败的肉酱。　④膂（lǚ）：脊梁骨。

发热四十七（附胸中烦热　虚烦不眠　虚热）

阴虚发热证难治。

戴云：凡脉数而无力者，便是阴虚也。

四物汤加炒黄柏、黄芩、龟板。兼气虚加人参、黄芪、黄芩、白术。四物汤加炒柏，是降火补阴之妙剂，甚者必加龟板。吃酒人发热难治。不饮酒人，因酒发热者，亦难治。

一男子年二十三岁，因酒发热，用青黛、瓜蒌仁，入姜汁，每日数匙入口中，三日而愈。

阳虚发热，补中益气汤。手足心热，属热郁，用火郁汤。伤寒寒热，当用表散。发热柴胡，恶寒苍术，虚人用苍术恐燥。发热恶风，人壮气实者，宜先解表。发热恶寒，亦宜解表。

【入方】

苍术（半两）　片芩（三钱）　甘草（一钱半）

上为末，汤浸炊饼丸服。

治手心发热。

山栀　香附　或加苍术　白芷　半夏（生用）　川芎

上为末，神曲糊丸服。

治烦不得眠。

六一散加牛黄。

治大病后阴虚，气郁夜热。

酒芍药（一两二钱半）　香附（一两）　苍术（半两）　炒片芩（三钱）　甘草（一钱半）

上为末，炊饼丸服。

湿痰发热。

炒片芩　炒黄连（半两）　香附（二两半）　苍术（二两）

上为末，用瓜蒌穰丸。

湿痰夜发热。

以三补丸加白芍药为末。（见补损。）

退劳热食积痰。

上甲[①]　下甲[②]　侧柏　瓜蒌子　半夏　黄连　黄芩　炒柏

上为末，炊饼为丸。

胸中烦热，须用栀子仁。有实热而烦躁者，亦用栀子仁；有虚热而烦躁者，宜参、芪、麦门冬、白茯苓、竹茹、白芍药。若脉实数，有实热者，神芎丸。

虚热用黄芪，止虚汗亦然。又云：肌热及去痰者，须用黄芩，肌热亦用黄芪。如肥白之人发热，宜人参、黄芪、当归、芍药、浮小麦炒，止虚汗同。补中益气汤，治虚中有热，或肌表之热。

【附方】

火郁汤

升麻　葛根　柴胡　白芍（各一两）　防风　甘草（各五钱）

上㕮咀，每五钱，入连须葱白三寸煎，稍热，不拘时。

补中益气汤（见内伤。）

神芎丸

大黄　黄芩　滑石　牵牛

上为末，滴水为丸。

【注释】

①上甲：指鳖甲、龟甲的壳盖部分，具有养阴清热、平肝熄风、软坚散结的功效。　②下甲：指龟板，也就是下面壳的部分，具有滋阴潜阳、补肾健骨的功效。

恶寒四十八（附面热面寒）

阳虚则恶寒，用参、芪之类，甚者加附子少许，以行参、芪之气。

一妇人恶寒，用苦参、赤小豆各一钱为末，齑水调服，探吐之后，用川芎、南星、苍术、酒炒黄芩，为末，曲糊丸，服五六十丸，白汤下。冬月芩减半，加姜汁调，曲煮糊丸。

虚劳，冬月恶寒之甚，气实者可利，亦宜解表，柴胡、干葛。恶寒久病，亦用解郁。

戴云：凡背恶寒甚者，脉浮大而无力者，是阳虚也。

面热火起，寒郁热；面寒退胃热。

【附录】

《内经》云：面热者，手阳明病，阳经气盛有余，则身已前皆热。此经多血多气，本实则风热上行，诸阳皆会于头，故面热也。先以承气汤加黄连、犀角彻其本热，次以升麻加黄连汤主之。

【附方】

升麻加黄连汤

升麻　葛根（各一钱）　白芷（七分）　甘草（炙）　白芍（五分）　黄连（酒炒）　川芎（三分）　荆芥　薄荷（一分）　生犀（三分）

上作一服，水煎。升麻汤加黄连治面热，加附子治面寒。

升麻附子汤　治阳明经本虚，气不足，则身已前皆寒，故面寒。

升麻　葛根（一钱）　白芷黄芪（七分）　甘草（炙）　草豆蔻　人参（二分）　附子（炮，七分）　益智（三分）

上作一服，连须葱白同煎服。

承气汤（见痢类。）

自汗四十九

自汗属气虚、血虚、湿、阳虚、痰。

东垣有法有方，人参、黄芪，少佐桂枝。阳虚附子亦可少用，须小便煮。火气上蒸胃中之湿亦能汗，凉膈散主之。痰证亦有汗。自汗大忌生姜，以其开腠理故也。

【附录】

或问湿之与汗，为阴乎，为阳乎？曰：西南坤土[①]也，在人则为脾胃也。人之犹天地之雨也，阴滋其湿则为露，露为雨也，阴湿下行，地之气也，汗多则亡阳，阳去则阴胜也。甚则寒中湿胜，则音声如从瓮中出，言其壅也，不出也，以明其湿审矣。《内经》曰：气虚则外寒。虽见热中，蒸蒸为汗，终传大寒。知始为热中，表虚亡阳，不任外寒，终传寒中，多成痹寒矣。色以候天，脉以候地，形者乃天地之阴阳也，故以脉气候之，皆有形无形之可见者也。又云：心之所藏，在内者为血，发外者为汗，盖汗乃心之液，而自汗之证，未有不由心肾俱虚而得之者。故阴虚阳必凑[②]，发热而自汗；阳虚阴必乘[③]，发厥而自汗，故阴阳偏胜所致也。

【附方】

玉屏风散　治自汗。

防风　黄芪（各一两）　白术（二两）

上每服三钱，水一钟半，姜三片，煎服。

大补黄芪汤　治自汗，虚弱之人可服。

黄芪（蜜炙）　防风　川芎　山茱萸肉　当归　白术（炒）　肉桂　甘草（炙）　五味　人参（各一两）　白茯苓（一两半）　熟节（二两）　肉苁蓉（三两）

上每服五钱，姜三片，枣一枚，水煎服。

调卫汤　治湿胜自汗，补卫气虚弱，表虚不任风寒。

麻黄根　黄芪（各一钱）　羌活（七分）　生甘草　归梢　生黄芩　半夏（各五分）　麦门冬　生节（各三分）　猪苓（二分）　苏木红花（各二分）　五味（七个）

上作一服，水煎热服。

温粉

牡蛎　麦皮　麻黄根　藁本　糯米　防风　白芷

上为末，周身扑之。

又方　何首乌末，津调封脐妙。

黄芪建中汤

黄芪　肉桂（各三两）甘草（二两）白芍药（六两）

每服五钱，姜三片，枣一个，入饧[4]少许，水煎服。

凉膈散

连翘（一两）山栀　大黄　黄芩　薄荷叶（各半两）甘草（一两半）朴硝（一分）

上以水煎服。

【注释】

①西南坤土：从八卦来看，西南方属坤位，从五行来看，西南方属土。②凑：聚集。③乘（chéng）：乘势而起。④饧（xíng）：用麦芽或谷芽熬成的糖稀。

盗汗五十

盗汗属血虚、阴虚，小儿不须治。忌用生姜。

东垣有方，用当归六黄汤甚效，但药性寒，人虚者，只用黄芪六一汤。盗汗发热，因阴虚，用四物加黄柏，兼气虚，加人参、黄芪、白术。

戴云：盗汗者，谓睡而汗出也，不睡则不能汗出，方其睡熟也，溱溱[1]然出焉，觉则止而不复出矣，非若自汗而自出也。杂病盗汗，责其阳虚，与伤寒盗汗非比之，亦是心虚所致，宜敛心气、益肾水，使阴阳调和，水火升降，其汗自止。

【附方】

当归六黄汤　治盗汗之神剂。

当归　生苄　熟苄　黄连　黄芩　黄柏　黄芪（加倍）

上用五钱，水煎服。或加甘草、麻黄根、炒栀子，去归。

黄芪六一汤

黄芪（六两）　甘草（一两）

上各用蜜炙十数次，出火毒，每服一两，水煎。

又方

白术四两，分作四分，一分用黄芪同炒，一分用石斛同炒，一分用牡蛎同炒，一分用麸皮同炒

上各微炒黄色，去余药，只用白术，研细，每服三钱，粟米汤调下，尽四两妙。

正气汤　治盗汗。

黄柏（炒）　知母（炒，各一钱半）　甘草（炙，五分）

上作一服，水煎，食前热服。

麦煎散　治荣卫不调，夜多盗汗，四肢烦疼，肌肉消瘦。

知母　石膏　甘草（炙）　滑石　地骨皮　赤芍　葶苈　杏仁（炒，去皮尖）　人参　白茯苓　麻黄根

上为末，每服一钱，煎浮麦汤调下。

又方　治别处无汗，独心孔一片有汗，思虑多则汗亦多，病在用心，宜养心血。以艾煎汤调茯苓末一钱服之，名曰心汗。又青桑第二叶，焙干为末，空心，米饮调服，最止盗汗。

【注释】

①溱溱：出汗的样子。

脚气五十五（附足跟痛）

脚气须用升提之药，提起其湿，随气血用药。有脚气冲心者，宜四物汤加炒黄柏，再宜涌泉穴用附子末津唾调傅上，以艾灸，泄引热下。

【入方】

防己饮

白术　木通　防己　槟榔　川芎　甘草梢　犀角　苍术（盐

炒）黄柏（酒炒）生苄（酒炒）

大便实加桃仁，小便涩加杜牛膝，有热加黄芩、黄连，大热及时令热加石膏，有痰加竹沥、姜汁。如常肿者，专主乎湿热，先生别有方。

又方　治湿热食积，痰流注。

苍术　黄柏　防己　南星　川芎　白芷　犀角　槟榔　血虚加牛膝、龟板。

健步丸

生苄（半两）　归尾　芍药　陈皮　苍术（各一两）　吴茱萸　条芩（各半两）　牛膝（一两）　桂枝（二钱）　大腹子（三个）

上为末，蒸饼丸如梧子大，每服一百丸，空心煎，白术木通汤下。

又方　一妇人足胫肿。

红花　牛膝（俱酒洗）　生苄　黄柏　苍术　南星　草龙胆　川芎

有筋动于足大指上至大腿近腰结了，乃因奉养厚，遇风寒，宜四物汤加酒芩、红花、苍术、南星、生姜煎服。

湿痰脚气，大便滑泄。

苍术（二两）　防风（一两）　槟榔（六钱）　香附（八钱）　川芎（六钱）　条芩（四钱）　活石（一两二钱）　甘草（三钱）

上为末，或丸或散皆可服。

脚软筋痛

牛膝（二两）　白芍（一两半）　龟板（酒炙）　黄柏（酒炒，一两）　知母（炒）　甘草（半两）

上为末，酒糊为丸。

应痛丸　治脚气痛不可忍，此药为劫剂[①]。

赤芍药（半两，煨，去皮）　草乌（半两，煨，去皮尖）

上为末，酒糊丸，空心服十丸，白汤下。

又方　治脚气肿痛。

芥子　白芷（等分）

上为末，姜汁和敷贴，或用仙术、羌活、独活、白芷、细辛为末，入帛[②]内作袜用。

又方　炸洗脚气。

威灵仙　防风　荆芥　地骨皮　当归　升麻　朔藋[③]

上煎汤炸洗。

【附录】

脚气有湿热，有食积流注，有风湿，有寒湿。胜湿以仙术、白术、防己、川芎为主，或六物附子汤，或当归拈痛汤。脚气，气郁甚者，舟车丸、除湿丹；有饮者，东垣开结导饮丸。脚气，解表用麻黄左经汤等药随经选用；有兼痰气寒湿者，五积散加木瓜。若双解，以大黄左经汤、东垣羌活导滞汤；若理血，以八味丸，或四物加羌活、天麻，又或四物加黄柏、南星，或健步丸；若疏风养血，用独活寄生汤最效。

【附方】

六物附子汤

附子　桂　防己（各四钱）　甘草（炙，二钱）　白术　茯苓（各三钱）

上㕮咀，每服半两，入姜煎。

当归拈痛汤

羌活（半两）　人参　苦参（酒制）　升麻　葛根　苍术（各二钱）　炙甘草　黄芩（酒制）　茵陈（酒炒。各半两）　防风　归身　知母（酒炒）　泽泻　猪苓　白术（一钱半）

上㕮咀，每服一两，水煎空心服，临睡再服。

舟车丸（见水气类。）

除湿丹

槟榔　甘遂　威灵仙　赤芍　泽泻　葶苈（各二两）　乳香　没药（各一两）　牵牛（半两）　大戟（炒，三两）　陈皮（四两）

上为末，糊丸如梧子大，每服五十丸至七十丸，温水下。

东垣开结导饮丸

白术　陈皮　泽泻　茯苓　神曲（炒）　麦蘖曲[4]　半夏（各半两）　枳实（炒）　巴豆霜（各一钱半）　青皮　干生姜（各半两）

上为末，汤浸蒸饼，丸如梧子大，每服四五十丸或七十丸，温水下。

麻黄左经汤

麻黄　干葛　细辛　白术　茯苓　防己　桂　羌活　甘草　防风

上㕮咀，每半两入姜、枣煎服。

五积散

白芷（一两半）　陈皮（三两）　厚朴（姜制，一两）　桔梗（六两）　枳壳（三两）　川芎　甘草（炙）　茯苓（各一两半）　桂　芍药　半夏（泡，各两半）　当归（一两半）　麻黄（三两，去节）　干姜（三两）　苍术（泔浸去皮，十二两）

上㕮咀，每服四钱，水一盏，姜三片，葱白三茎，煎至七分，热服。冒寒用煨姜，挟气加茱萸，妇人调经催产入艾醋。

大黄左经汤

细辛　茯苓　羌活　大黄（煨）　甘草（炙）　前胡　枳壳　厚朴（制）　黄芩　杏仁（等分）

上㕮咀，每服半两，入姜枣煎。

东垣羌活导滞汤

羌活　独活（各半两）　防己　当归（各二钱）　大黄（酒

浸，煨，一两）　枳实（炒，二钱）

上㕮咀，每服五钱或七钱，水煎服。

八味丸（见诸虚类。）

独活寄生汤（见腰痛类。）

足跟痛，有痰，有血热。血热四物加黄柏、知母、牛膝之类。

【注释】

①劫剂：中医对猛烈药剂的简称。 ②帛：古时对丝织品的总称。③朔藋（shuò diào）：又称接骨草、接骨木、真珠花、铁篱笆等，有抗菌消炎、清热解毒、祛风除湿、活血止痛、通经接骨等功效。 ④麦糵（niè）曲：发酵后的麦芽。

卷四

厥五十七（附手足十指麻木）

厥，逆也，手足因气血逆而冷也。因气虚为主，有因血虚。气虚脉细，血虚脉大，热厥脉数，外感脉沉实，有痰脉弦。因痰者，用白术、竹沥；气虚四君子；血虚四物；热厥用承气；外感用双解散加姜汁酒。有阴厥阳厥[①]，阴衰于下则热，阳衰于下则寒。

手足麻者属气虚，手足木者有湿痰、死血，十指麻木是胃中有湿痰、死血。

【附录】

厥者，甚也、短也、逆也、手足逆冷也。其证不一，散之方书者甚多，今姑撮[②]大概，且如寒热厥逆者，则为阴阳二厥也。阳厥者，是热深则厥，盖阳极则发厥也，不可作阴证而用热药治之，精魂绝而死矣，急宜大、小承气汤随其轻重治之；所谓阴厥者，始得之身冷脉沉，四肢逆，足蜷卧，唇口青，或自利不渴，小便色白，此其候也，治之以四逆、理中之辈，仍速灸关元百壮。又尸厥、飞尸、卒厥[③]，此即中恶之候，因冒犯不正之气，忽然手足逆冷，肌肤粟起，头面青黑，精神不守，或错言妄语，牙紧口噤，或昏不知人，头旋晕倒，此是卒厥客忤[④]，飞尸鬼击，吊死问丧，入庙登塚，多有此病，以苏合丸灌之，候稍苏，以调气散和平胃散服，名调气平胃散。痰厥者，乃寒痰迷闷，四肢逆冷，宜姜附汤，以生附汤，以生附代熟附。蛔[⑤]厥者，乃胃寒所生。经曰：蛔者，长虫也。胃中冷即吐蛔虫，宜理中汤加炒川椒五粒，槟榔半钱，吞乌梅丸效，蛔见椒则头伏3故也。

气厥者，与中风相似，何以别之？风中身温，气中身冷。以八味顺气散或调气散，如有痰，以四七汤、导痰汤服之。

【附方】

八味顺气散（见中风类。）

调气散

白豆蔻　丁香　檀香　木香（各二钱）　藿香　甘草（炙。各八钱）　砂仁（四钱）

上为末，每服二钱，入盐少许，沸汤点服。

平胃散

苍术（泔浸，五斤）　厚朴（姜制，炒）　陈皮（各三斤）　甘草（炒，三十两）

上为末，每服五钱，姜三片，枣一个，煎服，入盐一捻，沸汤点服亦得。

四七汤

厚朴（二两）　茯苓（四两）　半夏（五两）　紫苏（二两）

上每服四钱，水一钟，姜七片，枣一个，煎服。

承气汤（见痢类。）

四逆汤　理中汤　姜附汤（并见中寒类。）

乌梅丸（见心痛类。）

导痰汤（见痰类。）

【注释】

①阴厥阳厥：阴厥，病证名，指因阳衰精竭所致四肢厥逆的病证。阳厥，病证名，指热盛而致手足厥冷、甚至不省人事的病证。　②姑撮（cuō）：姑且聚起。　③尸厥、飞尸、卒厥：病证名，都是指突然昏倒不省人事，状如昏死。　④客忤（chǔ）：指因突然强烈的意外刺激而引起的精神失调，轻则哭

闹，夜卧不安；重则抽搐，其状似病。⑤蛔（huí）厥：因蛔虫窜扰所致的四肢厥冷。

惊悸怔忡六十一

惊悸者血虚，惊悸有时，以朱砂安神丸。痰迷心膈者，痰药皆可，定志丸加琥珀、郁金。怔忡者血虚，怔忡无时，血少者多。有思虑便动属虚，时作时止者痰因火动，瘦人多因是血少，肥人属痰，寻常者多是痰，真觉心跳者是血少，四物、朱砂安神之类。假如病因惊而得，惊则神出其舍，舍空则痰生也。

戴云：怔忡者，心中不安，惕惕然[①]如人将捕者是也。

【附录】

惊悸人之所主者心，心之所养者血，心血一虚，神气不守，此惊悸之所肇端也。曰惊曰悸，其可无辨乎？惊者恐怖之谓，悸者怔忡之谓。心虚而郁痰，则耳闻大声，目击异物，遇险临危，触事丧志，心为之忤[②]，使人有惕惕之状，是则为惊；心虚而停水，则胸中渗漉[③]，虚气流动，水既上乘，心火恶之，心不自安，使人有怏怏[④]之状，是则为悸。惊者，与之豁痰定惊之剂；悸者，与之逐水消饮之剂。所谓扶虚不过调养心血，和平心气而已。

【入方】

治劳役心跳大虚证。

朱砂　归身　白芍　侧柏叶（炒，五钱）　川芎　陈皮　甘草（各二钱）　黄连（炒，一钱半）

上为末，猪心血丸服。

【附方】

养心汤　治心虚血少，惊悸不宁。

黄芪（炙）　白茯苓　茯神　半夏曲　当归　川芎（各半

两）　远志（去心，姜汁炒）　辣桂　柏子仁　酸枣仁（炒）　五味人参（各二钱半）　甘草（炙，四钱）

上每服三钱，水煎，姜三片，枣一个，食前服。治停水怔忡，加槟榔、赤茯苓。

宁志丸　治心虚血虚多惊，若有痰惊，宜吐之。

人参　白茯苓　茯神　柏子仁　琥珀　当归　酸枣仁（温酒浸半日，去壳，隔纸炒）　远志（各半两。炒）乳香　朱砂　石菖蒲（二钱半）

上为末，炼蜜丸如梧子大，服三十丸，食后煎枣汤吞下。

朱雀丸　治心病怔忡不止。

白茯神（二两）　沉香（五钱）

上为末，炼蜜丸，小豆大，服三十丸，人参汤下。

加味四七汤　治心气郁滞，豁痰散惊。

半夏（二两半）　白茯苓　厚朴（各一两半）　茯神　紫苏（各一两）　远志（炒）　甘草（炙，半两）

上每服四钱，生姜五片，石菖蒲一寸，枣一个，水煎服。

朱砂安神丸

朱砂（五钱，水飞过另研）　黄连（酒洗，六钱）　甘草（炙，二钱半）　生苄（一钱半）　当归（二钱半）

上四味为末，蒸饼丸如黍米大，朱砂为衣，服二十丸或五十丸，津下。

定志丸（见健忘类。）

【注释】

①惕惕然：惊恐不安、心绪不宁的情状。　②忤（wǔ）：忤逆不顺。　③渗漉：液体向下滴流。　④怏怏：指不服气或闷闷不乐的样子。

健忘六十二

健忘精神短少者多，亦有痰者。

戴云：健忘者，为事有始无终，言谈不知首尾，此以为病之名，非比生成之愚顽[①]不知人事者。

【附录】

健忘者，此证皆由忧思过度，损其心胞，以致神舍不清，遇事多忘，乃思虑过度，病在心脾。又云：思伤脾，亦令朝暮遗忘，治之以归脾汤，须兼理心脾，神宁意定，其证自除也。

【附方】

归脾汤　治思虑过度，劳伤心脾，健忘怔忡。

白术　茯神　黄芪　圆眼肉[②]　酸枣仁（炒。各一两）　人参　木香（各半两）　甘草（炙，二钱半）

上每服四钱，姜三片，枣一枚，水煎服。

定志丸　治心气不定，恍惚多忘。

远志（二两）　人参（一两）　菖蒲（一两）　白茯苓（三两）

上为末，炼蜜丸如梧子大，朱砂为衣，服二十丸，米汤下。

【注释】

①愚顽：愚钝。　②圆眼肉：桂圆果肉。

痛风六十三（附肢节痛）

四肢百节走痛是也，他方谓之白虎历节风证。大率有痰、风热、风湿、血虚。因于风者，小续命汤；因于湿者，苍术、白术之类，佐以竹沥；因于痰者，二陈汤加酒炒黄芩、羌活、苍术；因于血虚者，用芎归之类，佐以红花、桃仁。大法之方，苍术、川芎、白芷、南星、当归、酒黄芩。在上者，加羌活、威灵仙、桂枝；在下者，加牛膝、防己、木通、黄柏。血虚，《格致余论》详言，多用川芎、当归，佐以桃仁、红花、薄桂、威灵仙。治痛风，取薄桂味淡者，独此能横行手臂，领南星、苍术等药至痛处。

又方　治上中下疼痛。

南星（姜制）　苍术（泔浸）　黄柏（酒炒，各二两）　川芎（一两）　白芷（半两）　神曲（炒，一两）　桃仁（半两）　威灵仙（酒拌，三钱）　羌活（三钱，走骨节）　防己（半两，下行）　桂枝（三钱，行臂）　红花（酒洗，一钱半）　草龙胆（半钱，下行）

上为末，曲糊丸，梧子大，每服一百丸，空心白汤下。

张子元血气虚有痰，白浊，阴火痛风。

人参（一两）　白术　熟苄　黄柏（炒黑。各二两）　山药　海石　南星（各一两）　锁阳（半两）　干姜（烧灰，半两，取其不走）　败龟板（酒炙，二两）

上为末，粥丸，一云酒糊丸。

臂痛方

苍术（一钱半）　半夏　南星　白术　酒芩（炒）　香附（各一钱）　陈皮　茯苓（各半钱）　威灵仙（三钱）　甘草（少许，别本加羌活一钱）

上㕮咀，作一服，入生姜二三片。

二妙散　治筋骨疼痛因湿热者。有气加气药，血虚者加补药，痛甚者加生姜汁，热辣服之。

黄柏（炒）　苍术（米泔浸，炒）

上二味为末，沸汤入姜汁调服。二物皆有雄壮之气，表实气实者，加酒少许佐之。若痰带热者，先以舟车丸，或导水丸、神芎丸下伐，后以趁痛散服之。

趁痛散

乳香　没药　桃仁　红花　当归　地龙（酒炒）　牛膝（酒浸）　羌活　甘草　五灵脂（酒淘）　香附（童便浸）　或加酒芩、炒酒柏

上为末，酒调二钱服。

八珍丸　治痛风走注[1]脚疾。

乳香　没药　代赭石　穿山甲（生用。各三钱）　羌活　草乌（生用。各五钱）　全蝎（二十一个，炒）　川乌（生用，一两，不去皮尖）

上为末，醋糊丸如梧子大，每二十一丸，温酒送下。

四妙散　痛风走注。

威灵仙（酒浸，五钱）　羊角灰（三钱）　白芥子（一钱）　苍耳（一钱半，一云苍术）

上为末，每服一钱，生姜一大片，擂汁入汤调服。又二妙散同调服。

又方　治酒湿痰痛风。

黄柏（酒炒）　威灵仙（酒炒。各五钱）　苍术　羌活　甘草（三钱）　陈皮（一钱）　芍药（一钱）

上为末，每服一钱或二钱，沸汤入姜汁调下。

治气实表实，骨节痛方。

滑石（六钱）　甘草（一钱）　香附　片芩（各三钱）

上为末，姜汁糊丸如梧子大，每服五七十丸，白汤吞下。

又方

糯米（一盏）　黄踯躅[2]根（一握）　黑豆（半合）

上用酒水各一碗煎，徐徐服之，大吐大泻，一服便能行动。

治食积肩腿痛。

龟板（酒浸，一两）　酒柏叶　香附（半两）　辣芥子　凌霄花

上为末，酒糊丸如梧子大，煎四物汤加陈皮、甘草汤下。

【附方】

控涎丹　治一身及两胁走痛，痰挟死血者。

甘遂（面裹煨）　大戟（制）　真白芥菜子（炒。各等分）

上为末，加桃仁泥糊丸如梧子大，每服五七丸，渐加至十丸，临卧姜汤下。

龙虎丹　治走注疼痛，或麻木不遂，或半身痛。

草乌　苍术　白芷（各一两，碾粗末，拌发酵盦过，入后药）　乳香　没药（各二钱，另研）　当归　牛膝（各五钱）

上为末，酒糊丸如弹大，每服一丸，温酒化下。

【附录】

遍身骨节疼痛，昼静夜剧，如虎啮之状，名曰白虎历节风，并宜加减地仙丹，或青龙丸、乳香丸等服之。

又有痛风而痛有常处，其痛处赤肿灼热，或浑身壮热，此欲成风毒，宜败毒散。凡治臂痛，以二陈汤加酒炒黄芩、苍术、羌活。

如肢节痛，须用羌活，去风湿亦宜用之。如肥人肢节痛，多是风湿与痰饮流注经络而痛，宜南星、半夏。如瘦人肢节痛，是血虚，宜四物加防风、羌活。如瘦人性急燥而肢节痛，发热，是血热，宜四物汤加黄芩、酒炒黄柏。如肢节肿痛，脉滑者，当用燥湿，宜苍术、南星，兼行气药木香、枳壳、槟榔。在下者，加汉防己。若肢节肿痛，脉涩数者，此是瘀血，宜桃仁、红花、当归、川芎及大黄微利之。如倦怠无力而肢节痛，此是气虚兼有痰饮流注，宜参、术、星、半。丹溪无肢节痛条。此文又纯似丹溪语，姑书以俟知者。

小续命汤　地仙丹（并见中风类。）

舟车丸（见中湿类。）

导水丸（见痢类。）

神芎丸（见发热类。）

败毒散（见瘟疫类。）

乳香丸

白附子（炮） 南星 白芷 没药 赤小豆 荆芥 藿香（去土） 骨碎补（去毛） 乳香（另研，各一两） 五灵脂 川乌（炮，去皮脐尖） 糯米（炒。各二两） 草乌头（炮，去皮尖） 京墨[3]（煅。各五两） 松脂（半两，研）

上为末，酒糊丸梧子大，每服十丸至十五丸，冷酒吞下，茶亦得，不拘时，忌热物。

【注释】

①走注：病名，行痹、风痹的别称，俗称鬼箭风，指因风寒湿侵袭而引起的肢节疼痛或麻木的病证。 ②黄踯躅（zhí zhú）：药名，也称羊踯躅，可治疗风痰注痛、风湿痹痛。 ③京墨：由松烟末和胶质做成的一味中药，有止血的作用，可止刀伤出血，可治吐血、鼻血、便血和产后子宫大出血等，同醋或胆汁磨涂患处，还可以消肿。

头眩六十七

头眩，痰挟气虚并火。治痰为主，挟补气药及降火药。无痰则不作眩，痰因火动。又有湿痰者，有火痰者。湿痰者多宜二陈汤，火者加酒芩，挟气虚者相火[1]也，治痰为先，挟气药降火，如东垣半夏白术天麻汤之类。眩晕不可当[2]者，以大黄酒炒为末，茶汤调下，火动其痰，用二陈加黄芩、苍术、羌活散风行湿。左手脉数热多，脉涩有死血；右手脉实有痰积，脉大是久病。（久，一作虚。）久病之人，气血俱虚，而脉大痰浊不降也。

昔有一老妇，患赤白带一年半，头眩，坐立不得，睡之则安，专治赤白带，带愈其眩亦安[3]。

【附录】

眩者，言其黑晕转旋，其状目闭眼暗，身转耳聋，如立舟船之上，起则欲倒，盖虚极乘寒得之，亦不可一途而取轨也。又风则有汗，寒则掣痛[4]，暑则热闷，湿则重滞，此四气乘虚而眩晕也。又或七情郁而生痰动火，随气上厥，此七情致虚而眩运也。淫欲过度，肾家不能纳气归元，使诸气逆奔而上，此气虚眩运也。吐衄漏崩，肝家不能收摄荣气，使诸血失道妄行，此血虚眩运也。要寻致病之因，随机应敌，其间以升降镇坠行汗为最，不可妄施汗下，识者将有采薪之忧[5]。有早起眩运，须臾自定，日以为常者，正元饮下黑锡丹。伤湿头运[6]，肾著汤加川芎，名除湿汤。疏风，川芎茶调散。有痰，青州白丸子。

【附方】

头运方　利痰清热降火，或滚痰丸亦可。

南星（五分，制）　半夏（一钱）　桔梗（七分）　枳壳（一钱）　陈皮（一钱）　甘草（五分）　茯苓（一钱）　黄芩（七分）

上作一服，生姜七片，水煎，食后服。

香橘饮　治气虚眩晕。

木香　白术　半夏曲　橘皮　茯苓　砂仁（各半两）丁香　甘草（炙，二钱半）

上剉散，水二盏，生姜五片，煎服。加当归、川芎、官桂，治血虚眩晕。

白附子丸　治风痰上厥，眩晕头疼。

全蝎（半两，炒）白附子（炮）南星（炮）半夏　旋覆花　甘菊　天麻　川芎橘红　僵蚕（炒）干姜（生。各二两）

上为末，生姜半斤，取汁打糊丸，梧子大，煎荆芥汤，下五十丸。

人参前胡汤　治风痰头晕目眩。

半夏曲[⑦]木香　枳壳（炒）紫苏　赤茯苓　南星（炮）甘草（炙。各五钱）人参（三钱）前胡（五钱）橘红（五钱）

上剉散，每服五钱，生姜五片，水煎服。

芎术除眩散　治感湿感寒，头重眩晕。

附子（生）白术　川芎（各半两）官桂　甘草（炙。各二钱半）

上剉，每服三钱，姜七片，水煎服。

茯苓桂枝白术甘草汤　治气上冲胸，战摇[⑧]眩晕。

茯苓（一两）桂枝（七钱半）白术　甘草（炙。各半两）

上剉，每服四钱，水煎服。风证加川芎、细辛；湿症，加川芎、苍术；寒证，加干姜、良姜。

半夏白术天麻汤（见头痛类。）

正元散

红豆（炒，三钱）　人参（二两）　肉桂（半两）　附子（炮，去皮尖）　川芎　山药（姜汁炒）　乌药　干葛（各一两）　川乌（炮，去皮脐，半两）　干姜（炮，三钱）　白术　甘草（炙）　茯苓（各二两）　陈皮（二钱）　黄芪（炙，一两半）

上㕮咀，每服三钱，水一盏，姜三片，枣一个，入盐少许，煎服。

黑锡丹

肉桂（半两）沉香　附子（炮，去皮脐）故纸　胡芦巴（酒浸，炒）茴香（炒）肉豆蔻（面裹煨）阳起石（研细，水飞）金铃子（蒸，去皮核）木香（各一两）硫黄　黑锡（去滓。各二两）

上用黑盏[⑨]或新铁铫内，如常法结黑锡、硫黄砂子，地上出火毒，研令极细，余药并杵罗[⑩]为末，一处和匀，自朝至暮，以研至黑光色为度，酒糊丸如桐子大，阴干，入布袋内擦令光莹，每服四十粒，空心，盐姜汤或枣汤下，女人艾枣汤下。

肾著汤（见腰痛类。）

川芎茶调散（见头痛类。）

【注释】

①相火：与“君火”（心火）相对而言，一般指肝肾的相火。②不可当：来势迅猛，不可抵挡。③安：停止。④掣痛：指疼痛并有抽掣感，多为寒痰、瘀血阻络所致。⑤采薪之忧：也称负薪之忧，指病了不能打柴，是自称有病的婉辞。⑥运：通“晕”。⑦曲（qū）：酿酒的主要原料。⑧战摇：颤抖，摇动。⑨黑盏：唐代建窑烧制的一种瓷器，胎体厚实、坚致，色呈浅黑或紫黑，器型以碗、盏为主。⑩杵罗：杵，捣烂。罗，用罗筛。

头痛六十八

头痛多主于痰，痛甚者火多，有可吐者，可下者。清空膏治诸头痛，除血虚头痛不可治。（出《东垣试效方》）。血虚头痛，自鱼尾上攻头痛，用芎归汤，古方有追涎药。

【附录】

头痛须用川芎，如不愈，各加引经药。太阳川芎，阳明白芷，少阳柴胡，太阴苍术，少阴细辛，厥阴吴茱萸。如肥人头痛是湿痰，宜半夏、苍术；如瘦人是热，宜酒制黄芩、防风；如感冒头痛，宜防风、羌活、藁本、白芷；如气虚头痛，宜黄芪、酒洗生地黄、南星、秘藏安神汤；如风热在上头痛，宜天麻、蔓荆子、台芎、酒制黄芩；如风苦头痛，用细辛；如形苍黑之人头痛，乃是血虚，宜当归、川芎、酒黄芩；如顶颠[①]痛，宜藁本、防风、柴胡。东垣云：顶颠痛须用藁本，去川芎。且如太阳头痛，恶风，脉浮紧，川芎、羌活、独活、麻黄之类为主；少阳头痛，脉弦细，往来寒热，柴胡为主；阳明头痛，自汗，发热恶寒，脉浮缓长实，升麻、葛根、石膏、白芷为主；太阴头痛，必有痰，体重，或腹痛，脉沉缓，以苍术、半夏、南星为主；少阴头痛，足寒气逆为寒厥，其脉沉细，麻黄、附子、细辛为主；厥阴头痛，或吐痰沫厥冷，其脉浮缓，以吴茱萸汤主之。血虚头痛，当归、川芎为主；气虚头痛，人参、黄芪为主；气血俱虚头痛，调中益气汤内加川芎三分，蔓荆子三分、细辛二分，其效如神。又有痰厥头痛，所感不一，是知方者体也，法者用也，徒知体而不知用者弊，体用[②]不失可谓上工矣。

【附方】

清空膏　治偏正头痛，年深不愈者，又治风湿热头上壅及脑痛，除血虚头痛不治。

川芎（五钱）　柴胡（七钱）　黄连（酒炒）　防风　羌活（各一两）　炙甘草（一两五钱）　细挺子黄芩（三两，去皮，一半酒制，一半炒）

上为末，每服二钱，热盏内入茶少许，汤调如膏，抹在口内，临卧少用白汤送下。如苦头痛，每服加细辛二分。痰厥头痛，脉缓，减羌活、防风、川芎、甘草，加半夏　两五钱。如偏正头痛，服之不愈，减羌活、防风、川芎一半，加柴胡一倍。如发热恶热而渴，此阳明头痛，只与白虎汤加好吴白芷。

安神汤　治头痛头旋眼黑。

生甘草　炙甘草（各二钱）　防风（二钱五分）　柴胡　升麻　酒生节　酒知母（各五钱）　酒柏羌活（各一两）　黄芪（二两）

上剉，每服五钱，水煎，加蔓荆子五分、川芎三分再煎，临卧热服。

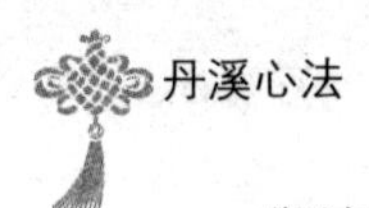

彻清膏

蔓荆子　细辛（各一分）薄荷叶　川芎（各三分）生甘草　炙甘草（各五分）藁本（一钱）

上为末，茶清调下二钱。

顺气和中汤　治气虚头痛，此药升阳补气，头痛自愈。

黄芪（一钱半）　人参（一钱）　甘草（炙，七分）　白术　陈皮　当归　芍药（各五分）　升麻　柴胡（各三分）　细辛　蔓荆子　川芎（各二分）

上作一服，水煎，食后服。

不卧散　治头痛。

猪牙皂角（一钱）　玄胡　青黛（些少）

上为末，吹鼻中取涎。

半夏白术天麻汤　治脾胃证，已经服疏风丸下二三次，元证不瘳[③]，增以吐逆，痰唾稠粘，眼黑头旋，目不敢开，头苦痛如裂，四肢厥冷，不得安卧。

黄柏（二分，酒洗）　干姜（三分）　泽泻　白茯苓　天麻　黄芪　人参　苍术（各三分）　炒神曲　白术（各一钱）　麦芽　半夏（汤洗）　陈皮（各一钱半）

上每服五钱，水煎热服。

芎归汤（见肠风类。）

调中益气汤（见脾胃类。）

治头痛，片芩酒浸透，晒干为末，茶清调。治诸般头痛，亦治血虚头痛。

治头痛连眼痛，此风痰上攻，须用白芷开之。

雨前茶　川芎　白芷　防风　藁本　细辛　当归

治头痛如破。

酒炒大黄半两，一半茶煎。

【注释】

①顶颠：人体的最高部位，指头顶。 ②体用：体用是中国哲学的一对范畴，指本体和作用。一般认为，“体”是最根本的、内在的、本质的，“用”是“体”的外在表现、表象。 ③瘳（chōu）：疾病飞走了，指病愈。

眉眶痛六十九

眉眶痛属风热与痰，作风痰治，类痛风。

【入方】

黄芩（酒浸，炒）　白芷（一本作白术）

上为末。茶清调二钱。

又方

川乌　草乌（二味为君，童便浸，炒，去毒）　细辛　羌活　黄芩　甘草（等分为佐）

上为细末，茶清调服。一本加南星。

【附录】

痛有二证，眼属肝，有肝虚而痛，才见光明则眶骨痛甚，宜生熟地黄丸；又有眉棱骨痛，眼不可开，昼静夜剧，宜导痰汤，或芎辛汤入牙茶，或二陈汤，吞青州白丸子良。

【附方】

《选奇方》治眉骨痛不可忍，大有效。

羌活　防风（各二钱）　甘草（二钱，夏月生，冬炒）　酒黄芩（一钱，冬月不用，有热者用）

上每服三钱，水煎，食后温服。

生熟地黄丸

生节　熟节（各一两）　玄参　金钗石斛（各一两）

上为末，蜜丸。

导痰汤（见痰类。）

芎辛汤

附子（生，去皮脐）　乌头（生）　天南星　干姜　甘草（炙）　川芎　细辛（等分）

上剉，每服四钱，姜五片，芽茶少许，煎服。

青州白丸子（见《和剂》及《瑞竹堂方》。）

四神散　治妇人血风，眩晕头痛。

菊花　当归　旋覆花　荆芥穗

上等分，为细末，每服二钱，葱白三寸，茶末二钱，水一盏半，煎至八分，去滓，食后温服。

胁痛七十一

胁痛，肝火盛、木气实[①]、有死血、有痰流注、肝急。木气实，用苍术、川芎、青皮、当归之类；痛甚者，肝火盛，以当归龙荟丸姜汁下，是泻火之要药；死血，用桃仁、红花、川芎；痰流注，以二陈汤加南星、苍术、川芎；肝苦急[②]，急食辛以散之，用抚芎、川芎、苍术，血病入血药中行血。治咳嗽胁痛，以二陈汤加南星、香附、青皮、青黛，入姜汁。胁痛有瘀血，行气药中加桃仁不去尖，并香附之类。有火盛者，当伐肝木。左金丸治肝火。有气郁而胸胁痛者，看其脉沉涩，当作郁治。痛而不得伸舒者，蜜丸龙荟丸最快。胁下有食积一条扛起，用吴茱萸、炒黄连。控涎丹，一身气痛及胁痛，痰挟死血，加桃仁泥，丸服。右胁痛，用推气散，出《严氏方》。左胁痛，用前药为君，加柴胡，或小柴胡亦可治。

【入方】

小龙荟丸

当归　草龙胆（酒洗）　山栀（炒）　黄连（炒）　川芎（各半两）　大黄（煨，半两）　芦荟（三钱）　木香（一钱）

一方有黄芩、柴胡各半两，无大黄、木香；一方有甘草、柴胡、青皮，无当归、栀子。

上为末，入麝香少许，粥糊丸如绿豆大，每服五十丸，姜汤下，仍以琥珀膏贴痛处。龙荟丸亦治有积，因饮食大饱、劳力行房，胁痛。

当归龙荟丸　治内有湿热，两胁痛。先以琥珀膏贴痛处，却以生姜汁吞此丸。痛甚者，须炒令热服。

草龙胆　当归　大栀子　黄连　黄芩（各一两）　大黄　芦荟（各半两）　木香（一钱半）　黄柏（一两）　麝香（半钱）

一方加柴胡、川芎各半两；又方加青黛半两，蜜丸治胁痛；曲丸降肝火。

上十味为末，面糊丸。

抑青丸　泻肝火。

黄连（半斤）

上为末，蒸饼糊丸服。

【附录】

胁下痛，发寒热，小柴胡汤。肥白人因气虚而发寒热，胁下痛者，补虚用参、芪，退热用柴胡、黄芩，调气止痛用青木香、青皮；瘦人胁下痛，发寒热，多怒者，必有瘀血，宜桃仁、当归、红花、柴胡、青皮、大黄、栀子、草龙胆。

【附方】

推气散　治右胁疼痛，胀满不食。

枳壳　桂心　片子姜黄（各半两。一本作僵蚕）　甘草（炙，一钱半）

上为末，每服二钱，姜枣汤调下，酒亦可。

枳芎散　治左胁痛刺不可忍者。

枳实（炒）　川芎（各半两）　粉草（炙，一钱半）

上为末，每服二钱，姜枣汤下，酒亦可。

十枣汤　治胁痛甚效。病人气实可用，虚人不可用。

甘遂　芫花（慢火熬紫色）　大戟（各等分）

上为末，水一大盏，枣十枚，切开煮取汁半盏，调半钱，人实更加一钱，量虚实加减。

控涎丹（见痛风类。）

小柴胡汤（见疟类。）

琥珀汤（见积聚类。）

【注释】

①木气实：病证名，指肝气实。中医认为五脏合五行，因肝属木，故名“肝木”，肝气即为木气。肝气虚则恐，肝气实则怒。　②肝苦急：病证名，指气血忽然相并于肝中，导致肝脏有急迫难缓之势，因而肝用失常，肝体变得臃肿或木硬。

腹痛七十二（附腹中窄狭　绞肠沙）

腹痛有寒、积热、死血、食积、湿痰。

脉弦，食；脉滑，痰。（一作涩。）清痰多作腹痛，台芎、苍术、香附、白芷，为末，以姜汁入汤调服，大法之方若此。腹痛者，气用气药，如木香、槟榔、香附、枳壳之类；血用血药，如当归、川芎、桃仁、红花之类。初得时元气未虚，必推荡[①]之，此通因通用之法，久必难，壮实与初病宜下，虚弱衰与久病宜升之消之。腹中水鸣，乃火击动其水也，用二陈汤加黄芩、黄连、栀子，亦有脏寒而鸣者。凡心腹痛者，必用温散，此是郁结不行，阻气不运故痛。在上者，多属食，食能作痛，宜温散之，如干姜、炒苍术、川芎、白芷、香附、姜汁之类，不可用竣利药攻下之，盖食得寒则凝，热则化，更兼行气快气药助之，无不可者。

一老人腹痛，年高不禁下者，用川芎、苍术、香附、白芷、干姜、茯苓、滑石之类。

戴云：寒痛者，绵绵痛而无增减者是；时痛时止者是热也；死血痛者，每痛有处，不行移者是也；食积者，甚欲大便，利后痛减者是；湿痰者，凡痛必小便不利。

【入方】

治酒积腹痛者，宽气紧要[②]。

槟榔　三棱　莪术　香附　官桂　苍术　厚朴　陈皮　甘草　茯苓　木香

上为末，神曲糊丸，每服五十丸，白汤下。

【附录】

或曰：痰岂能痛？曰：痰因气滞而聚，既聚则碍其路道不得运，故作痛也。诸痛不可用参、芪、白术，盖补其气，气旺不通而痛愈甚。白芍药只治血虚腹痛，诸痛证不可用，以酸收敛。脐下忽大痛，人中黑色者，多死。

绞肠沙作痛，以樟木煎汤大吐，或白矾调汤吐之，盐汤亦可探吐。宜刺委中出血。腹痛须用芍药，恶寒而痛加桂，恶热而腹痛者亦加黄柏。凡腹痛，以手重按者属虚，宜参、术、姜、桂之属；凡腹痛，以手不可按者属实，宜大黄、芒硝下之。凡肥人腹痛者，属气虚兼湿痰，宜参、二术、半夏。如感寒而腹痛，宜姜、桂，呕者丁香；如伤暑而腹痛，宜玉龙丸；如饮食过伤而痛者，宜木香槟榔丸下之；如禀受弱，饮食过伤而腹痛者，当补脾胃而消导，宜参、术、山楂、曲、蘖、枳实、木香；如撷[③]扑损伤而腹痛者，乃是瘀血，宜桃仁承气汤加当归、苏木、红花，入酒、童子便煎服下之。有全不思食，其人本体素弱而腹冷痛者，以养胃汤仍加桂、茱萸各半钱，木香三分，又或理中汤、建中汤皆可用，内加吴茱萸良。

【附方】

玉龙丸　又名黄龙丸（见中暑。）

木香槟榔丸（见痢类。）

桃仁承气汤（见吐血类。）

养胃汤（见疟类。）

理中汤（见中寒类。）

小建中汤

芍药（三两）　甘草（一两）　生姜（一两半）　大枣（六枚）　桂枝（去皮，一两半）　胶饴[4]（半斤，旧有微溏或呕者去胶）

上剉，每服五钱，水盏半，姜三片，大枣一个，煎八分，去滓，下饴胶两匙许，再煎化温服。

腹中窄狭须用苍术。若肥人自觉腹中窄狭，乃是湿痰流灌脏腑，不升降，燥饮用苍术，行气用香附；如瘦人自觉腹中窄狭，乃是热气熏蒸脏腑，宜黄连、苍术。

【注释】

①推荡：推移。　②紧要：急迫。　③攧（diān）：跌倒，摔倒。　④胶饴：也称饴糖、饧，是以高粱、米、大麦、粟、玉米等淀粉质的粮食为原料，经发酵糖化制成的食品，可入药，有补中缓急、润肺止咳、解毒的功效。

腰痛七十三（附肾著）

腰痛主湿热、肾虚、瘀血、挫闪[1]、有痰积。脉大者肾虚，杜仲、龟板、黄柏、知母、枸杞、五味之类为末，猪脊髓丸服；脉涩者瘀血，用补阴丸加桃仁、红花；脉缓者湿热，苍术、杜仲、黄柏、川芎之类。痰积作痛者，二陈加南星、半夏。腰曲不能伸者，针人中。

凡诸痛皆属火，寒凉药不可峻用，必用温散之药。诸痛不可用参，补气则疼愈甚。

人有痛，面上忽见红点者多死。

戴云：湿热腰疼者，遇天阴或久坐而发者是也；肾虚者，疼之不已者是也；瘀血者，日轻夜重者是也。

【入方】（治湿痰腰痛，大便泄。）

龟板（一两，炙） 苍术 椿皮 滑石（半两） 白芍（酒炒） 香附（各四钱）

上为末，糊丸。如内伤，白术山楂汤下。

又方 治腰腿湿痛。

龟板（酒炙） 黄柏（酒炙） 苍术 苍耳 威灵仙（酒浸。各一两） 扁柏（半两）

上为末，酒糊丸，每用黑豆汁煎四物汤，加陈皮、甘草、生姜，煎汤下。

久腰痛，必用官桂以开之方止，腹胁痛亦可。

又方

龟板（酒炙，一两半） 炒柏 白芍（一两） 陈皮 威灵仙 知母 苍术 苍耳

上为末，调服。

又方

龟板（酒炙，半两） 酒炒柏（四钱） 青皮（三钱） 生甘草（一钱半）

上为末，姜一大片，同前药末一钱研匀，以苍耳汁荡起，煎令沸服之。

摩腰膏 治老人虚人腰痛，并妇人白带。

附子尖 乌头尖 南星（各二钱半） 雄黄（一钱） 樟脑 丁香 干姜 吴茱萸（各一钱半） 朱砂（一钱） 麝香（五

粒，大者）

上为末，蜜丸如龙眼大，每服一丸，姜汁化开，如粥厚，火上顿热，置掌中，摩腰上，候药尽粘腰上，烘绵衣包缚定，随即觉热如火，日易一次。

【附录】

腰者，肾之外候[2]，一身所恃[3]，以转移阖辟[4]者也。盖诸经皆贯于肾，而络于腰脊。肾气一虚，凡冲寒受湿、伤冷蓄热、血涩气滞、水积[5]堕伤与失志[6]作劳[7]，种种腰疼叠见而层出矣。脉若弦而沉者为虚，沉者为滞，涩者瘀血，缓者为湿，滑与伏者是痰。

气痛，一身腔子[8]尽痛，皆用少许木香于药内行气。若寒湿腰痛，见热则减，见寒则增，宜五积散加吴茱萸半钱，杜仲一钱。若湿腰痛，如坐水中，或为风湿雨露所着，湿流入肾经，以致腰痛，宜渗湿汤，不效，宜肾著汤。肾虚腰痛，转侧不能，以大建中汤加川椒十粒，仍以大茴香盐炒为末，破开猪腰子作薄片，勿令断，层层散药末，水纸裹，煨熟细嚼，酒吃下。闪挫腰痛，宜复元通气散酒调服，或五积散加牵牛头末一钱，或桃仁七枚。

【附方】

青娥丸　治肾虚腰痛，益精助阳。

破故纸（四两，炒）　杜仲（四两，炒，去丝）　生姜（二两半，炒干）

上为末，用胡桃肉三十个，研膏入蜜丸，桐子大，每服五十丸，盐汤下。

独活寄生汤　治肾气虚弱，为风湿所乘，流注腰膝，或挛拳[9]掣痛，不得屈伸，或缓弱冷痹，行步无力。

独活（一两）　桑寄生（如无，以续断代之）　细辛　牛膝　秦艽　茯苓　白芍　桂心　川芎　防风　人参　熟节　当归　杜仲（炒）　甘草（炙。各二两）

上剉，每服三钱，水煎，空心服。下利者去地黄；血滞于下，委中穴刺出血妙，仍灸肾俞、昆仑尤佳。

治腰疼。

黑丑（四两，半生半炒）

上研细，取头末，水丸桐子大，硫黄为衣，每服三十丸，空心盐汤送下，四服即止。

补阴丸（见诸虚类。）

五积散（见脚气类。）

大建中汤（见斑疹类。）

复元通气散（见气类。）

肾著为病，其体重腰冷如冰，饮食如故，腹重如物在腰，治宜流湿，兼用温暖之药以散之。

肾著汤　治肾虚，伤湿身重，腰冷如坐水中，不渴，小便自利。

干姜（炮）　茯苓（各四两）　甘草（炙）　白术（各二两）

上㕮咀，每服五钱，水煎，空心服。

渗湿汤　治寒湿所伤，身体重著如坐水中。

苍术　白术　甘草（炙，各一两）　茯苓　干姜（炮，各一两）　橘红　丁香（各二钱半）

上每服五钱，水一钟，生姜三片，枣一枚，煎服。

【注释】

①挫闪：也称闪挫腰痛，病证名，指因闪挫而引起腰痛。 ②候：征兆，征象。 ③恃（shì）：依赖，倚仗。 ④阖辟（hé pì）：闭合与开启。 ⑤水积：病证名，为九积之一，指因多饮汤水而致积病。 ⑥失志：病证名，指因情志抑郁而致神志失常。 ⑦作劳：劳作，消耗体力、精力的各种活动、行为。 ⑧腔子：胸腹，躯体。 ⑨挛拳（luán quán）：蜷曲。

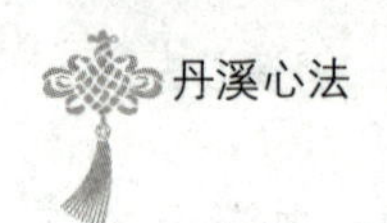

鼻病七十六

酒渣鼻[①]是血热入肺，治法：用四物汤加陈皮（又云柏皮。）、红花、酒炒黄芩，煎，入好酒数滴，就调炒五灵脂末同服。《格致论》中于上药有茯苓、生姜，气弱者加黄芪。

【入方】

用桐油入黄连末，以天吊藤烧灰，热傅之。一云用桐油，入天吊藤烧油熟，调黄连末，拌傅之。

又方

用山栀为末，蜜蜡丸，弹子大，空心嚼一丸，白汤送下。

治鼻中瘜肉[②]，胃中有食积，热痰流注，治本当消食积。

蝴蝶矾（二钱） 细辛（一钱） 白芷（五钱）

上为末，内[③]鼻中。

治鼻渊。

南星 半夏 苍术 白芷 神曲 酒芩 辛夷 荆芥

上水煎，食后服。

【附录】

酒渣者，此皆壅热所致。夫肺气通于鼻，清气出入之道路，或因饮酒，气血壅滞，上焦生热，邪热之气留伏不散，则为之鼻疮矣。又有肺风，不能饮而自生者，非尽因酒查耳。宜一味淅二泔[④]，食后用冷饮，外用硫黄入大菜头内煨，碾涂之。若鼻尖微赤及鼻中生疮者，辛夷碾末，入脑麝少许，绵裹纳入。或以枇杷叶拭去毛，剉，煎汤候冷，调消风散食后服。一方以白盐常擦妙。又以牛、马耳垢傅，妙。

【附方】

白龙丸末逐日洗面，如澡豆法，更罨[⑤]少时，方以汤洗去，食后常服龙虎丹一贴。方见《和剂》风门。

白龙丸

川芎　藁本　细辛　白芷　甘草（各等分）

上为细末，每四两入煅石膏末一斤，水丸。

又方　黄柏、苦参、槟榔等为末，傅以猪脂调尤妙。

又方　以青黛、槐花、杏仁研傅之。

又方　以杏仁研乳汁傅之。

铅红散　治风热上攻，面鼻紫赤，刺瘾疹[6]，俗呼肺风。

舶上硫黄　白矾（枯。各半两）

上为末，黄丹少许，染与病人面色同。每上半钱津液涂之，临卧再涂，兼服升麻汤下泻青丸，服之除其根本也。（二方见疠风类。）

轻黄散　治鼻中瘜肉。

轻粉（一钱）　雌黄（半两）　杏仁（一钱，汤浸去皮尖双仁）　麝香（少许）

上于乳钵内，先研杏仁如泥，余药同研细匀，磁合盖定，每有患者，不问深浅，夜卧用箸[7]点粳米许，纴[8]鼻中。隔夜一次，半月效。

消风散（见中寒类。）

【注释】

①酒渣鼻：又称玫瑰痤疮，是一种主要发生于鼻尖、鼻翼的红斑和毛细血管扩张的慢性炎症性皮肤病。②瘜（xī）肉：病证名，即“息肉”，指赘生的肌肉团块。③内：同“纳”，纳入。④淅二泔（gān）：第二道淘米水。淅，洗米。二，第二次。泔，甘汁。⑤罨（yǎn）：覆盖，敷。⑥瘾疹：:病证名，指皮肤出现红色或苍白风团，时隐时现的瘙痒性、过敏性皮肤病。⑦箸：筷子。⑧纴（rèn）：织布帛的丝缕，此处指将丝缕放入鼻中。

眼目七十七

眼黑睛有翳[①]，皆用黄柏、知母。眼睛痛，知母、黄柏泻肾火，当归养阴水。眼中风泪出，食后吞龙荟丸数粒，日三次。冬月眼暴发痛[②]，亦当解散，不宜用凉药。

【入方】

神效七宝膏　治暴发眼，热壅有翳膜者。

蕤仁[③]（去油、心、膜）　白硼砂　朱砂　片脑

蜜调成膏，点眼。

烂眶眼。

薄荷　荆芥　细辛

上为粗末，如烧香状烧之，以青碗涂蜜少许于内，覆香烟上，取烟尽之后，以小青礶收烟藏之。凡眼有风热多泪者皆可点，此是阳明经有风热所致。

生熟地黄丸　治血虚眼。（方见眉眶痛类。）

龙荟丸（见胁痛类。）

一人病眼，至春夏便当作郁治。

黄芩（酒浸）　南星（姜制）　香附（童便浸）　苍术（童便浸，各二两）　川芎（便浸。两半）　山栀（炒，一两）　草龙胆（酒浸）　陈皮　连翘　萝卜子（蒸）　青黛（各半两）　柴胡（三钱）

上为末，神曲糊丸。

【附方】

泻热黄连汤　治眼暴发赤肿疼痛。

黄连（酒炒）　黄芩（酒炒）　草龙胆　生节（各一两）　升麻（半两）　柴胡（一两）

上㕮咀，每服四钱，水煎，日午前、饭后热服。

上清散　治上热鼻壅塞，头目不清利。

川芎　薄荷　荆芥穗（各半两）　盆硝　石膏　桔梗（各一两）

上为末，每服一字，口噙水，鼻内搐之，神效。加龙脑三分尤妙。

东垣熟干地黄丸

人参（二钱）　炙甘草　天门冬（去心）　地骨皮　五味子　枳壳（炒）　黄连（各三钱）　归身（酒洗，焙）　黄芩（各半两）　生苄（酒洗，七钱半）　柴胡（八钱）　熟干地黄（一两）

上为末，炼蜜丸桐子大，每服百丸，茶清下，食后，日二服。

【注释】

①翳（yì）：病证名，指引起黑睛（角膜）混浊或溃陷的外障眼病以及病变愈后遗留于黑睛的疤痕。凡眼内、外障眼病所生遮蔽视线影响视力的症状，皆可称翳。②暴发痛：爆发性疼痛。③蕤（ruí）仁：药名，也称蕤核、蕤子、白桵仁、棫仁、美仁子。

口齿七十八

口疮服凉药不愈者，因中焦土虚[1]，且不能食，相火冲上无制，用理中汤。人参、白术、甘草补土之虚，干姜散火之标，甚则加附子，或噙官桂亦妙。一方生白矾为末，贴之极效。或噙良久，以水漱之，再噙。一方治口疮甚者，用西瓜浆水徐徐饮之。冬月无此，用西瓜皮烧灰敷之。又方黄连好酒煮之，呷下立愈。又方远志醋研，鹅毛扫患处，出涎。

【入方】

细辛　黄柏（炒，一云黄连，等分）

上为末贴之，或掺舌上，吐涎水再敷，须旋合之。

治满口白烂。

荜拨（一两，为末）　厚柏（一两）

上用柏，火炙为末，米醋煎数沸后调上药，漱涎，再用白汤漱口即愈，重者三次。

舌上生疮，用白荷花瓣贴之。

【附录】

口舌生疮，皆上焦热壅所致，宜如圣汤或甘桔汤，加黄芩一钱，仍用柳花散掺之

【附方】

黑参丸　治口舌生疮久不愈。

黑参　天门冬　麦门冬（去心。各炒，一两）

上为末，炼蜜丸如弹子大，每用一丸，绵裹噙化咽津。

柳花散　治口舌生疮。

玄胡索（一两）　黄柏黄连（各半两）　密陀僧（二钱）　青黛（二钱）

上为末，敷贴口内，有津即吐。

增损如圣汤

桔梗（二两）　甘草（炙，一两半）　防风（半两）　枳壳（汤浸，去穰，二两半）

上为末，每服三钱，水煎食后服。

甘桔汤

桔梗（二两）　甘草（一两）

上水煎，食后温服。

理中汤（见中寒类。）

牙痛，梧桐泪[2]为末，少加麝香擦之。牙大痛，必用胡椒、

荜拨，能散其中浮热，间以升麻、寒水石，佐以辛凉，荆芥、薄荷、细辛之类。又方，用清凉药便使痛不开，必须从治，荜拨、川芎、薄荷、荆芥、细辛、樟脑、青盐。

治牙痛甚者。

防风　羌活　青盐（入肉）　细辛　荜拨　川椒

上为末，擦噙。

又方

南星为末，霜梅五个，取其引涎，以荆芥、薄荷散风热，青盐入肾入骨，擦噙。

又方

蒲公英（烧灰）　香附（末）　白芷　青盐

上为末，擦噙。

治阴虚，牙出鲜血，气郁。

用四物汤加牛膝、香附、生甘草、侧柏。

蛀牙

芦荟、白胶香塞蛀孔中。

阳明热而牙痛。

大黄、香附各烧灰存性为末，入青盐少许，不时擦牙上。

固齿

用羊胫骨烧灰存性二钱，当归、白芷、猪牙皂角、青盐各一钱，为末，擦牙上。

刷牙药

烧白羊骨灰一两，升麻一两，黄连半钱，擦用。

【注释】

①土虚：脾虚。因为从五行来说，脾属土。②梧桐泪：药名，也称胡杨碱，是胡杨树枝干的分泌物。

跌扑损伤八十二

跌扑损伤，须用苏木和血，黄连降火，白术和中，童便煎炒。在下者，可先须补接，后下瘀血；在上者，宜饮韭汁，或和粥吃。切不可饮冷水，血见寒则凝，但一丝血入心即死。

【入方】

治攧扑伤损。跌伤出血者，姜汁、香油各四两，酒调服之。

治攧伤骨折及血出者。

用滑石、甘草为末，人参汤调服，次用生姜自然汁一盏，米醋一盏，独核肥皂[1]四个敲破，按于姜汁米醋中，纱片滤过去柤，入牛皮胶煎成膏药贴之，遍身者皆可。

接骨散

没药　乳香（各半两）　自然铜（一两，煅淬）　滑石（二两）　龙骨（三钱）　赤石脂（三钱）　麝香（一字，另研）

上为末，好醋浸没，煮多为上，干就炒燥为度，临睡服时入麝香，抄以茶匙留舌上，温酒下，分上下食前后服。若骨已接尚痛，去龙骨、赤石脂，而服多尽好，极效。

世以自然铜为接骨药，然此等方尽多，大抵在补气、补血、补土，俗工惟在速效，以罔利[2]迎合病人之意，而铜非煅不可服，若新出火者，其火毒、金毒相扇[3]，夹香夹药毒，虽有接伤之功，而燥散[4]之祸甚于刀剑，戒之！

又方

冬瓜皮　阿胶（等分）

上炒干为末，以酒调饮，醉为度。

【注释】

①肥皂：也称肥皂子、皂荚，是豆科植物肥皂荚的种子，具有祛痰止

咳、开窍通闭、杀虫散结的功效。②罔利：渔利。③扇：本指摇动扇子或扇状物以生风，此处指炽盛。④燥散（sǎn）：燥，燥邪，易伤津液、伤肺。散，分散不聚的正气。

破伤风八十三

破伤风多死。防风、全蝎之类，非全蝎不开，十个为末，酒调，日三次。破伤风血凝心，鸦翅[①]烧灰存性研细，酒调一钱。

【入方】

破伤风发热。

瓜蒌子（九钱）　滑石（一钱半）　南星　苍术　赤芍　陈皮（一钱）　黄连　炒柏黄芩　白芷（五分）　甘草（些少）

上姜一片，煎服。

【附方】

天麻丸　治破伤风神效。

天麻　川乌（生，去皮。各三钱）　草乌（生）　雄黄（各一钱）

上为末，酒糊丸梧子大，每服十丸，温酒下无时。

《元戎》治破伤风欲死者。

川乌　南星　半夏（并生）　天麻（去芦，等分）

上为细末，每服一钱，豆淋酒[②]调下，稍温服，次以酒三盏投之。

【注释】

①鸦翅：鸦科动物大嘴乌鸦的翅羽，有活血去瘀的功效，可治跌扑瘀血、破伤风。②豆淋酒：将黑豆炒焦，以酒淋之；或是将大豆炒半熟，粗捣、筛、蒸后放入盆中，以酒淋之，去滓。

卷五

金汤疳癣诸疮八十七

金疮

五倍子、紫苏等分。

又方

白胶香[①]三钱，龙骨[②]一钱。

金疮狗咬

五月五日午时，用陈石灰一斤，捣为末，韭一斤，捣汁，和成饼，阴干，为细末敷之。

治阳证肿毒并金疮。

大粉草剉细，用竹筒一段，割去青，两头留节，节上开一窍，入粉草在内，满后用油灰塞孔窍，从立冬日，放粪缸内，待立春先一日取起，竖立在有风无日阴处二十一日，多最好，却破竹取草，为细末，用傅金疮。干者水调。

火烧

桐油（二钱）水（二钱）

上二件，以桃柳枝不住手搅成膏，再入少水溶，外用猫儿肚底毛细剪掺上。

汤浇

以淋了第三次灰相敷患处。

汤火疮，腊月，猪胆涂黄柏，炙干为末，敷上。

臁疮[③]

乳香　没药　水银　当归（各半两）　川芎　贝母　黄丹

（二钱半）　真麻油（五两）

上㕮咀，除黄丹、水银外，先将余药用香油熬黑色，去柤，下黄丹、水银，又煎黑色，用柳桃枝搅成膏，油纸摊贴。

又方

龙骨（生用）　血竭[④]　赤石脂（共一两）　头发（如指大）　黄蜡（一两）　白胶香香油（不拘多少）

上件，先以香油煎头发三五沸，去发，入黄蜡、白胶香，却入龙骨、血竭、赤石脂，搅匀，安在水盘内，候冷取起，以磁器盛之，每遇一疮，捻作薄片贴疮口，以竹箬[⑤]贴在外，三日后，翻过再贴，仍服活血药。

又方

用砂糖水煎冬青叶三五沸，捞起，石压平。将叶贴疮上，日换二次。

又方

以头垢[⑥]烧灰，和枣肉捣作膏，先以葱椒叶煎汤洗净，用轻粉掺上，却以前膏，雨伞纸[⑦]摊贴之。

又方

地骨皮（一两）　白蜡（半两）　甘草节（半两）

上以香油，入地骨皮、甘草节，文武火熬熟去柤，入黄丹一两半，紧火熬黑提起，白纸摊贴之，次用冬青叶醋煎过，以药贴之。

杖疮疼

黄柏、生地、黄紫荆皮皆要药。热血作痛，凉血去瘀血为先，须下鸡鸣散之类。生地黄、黄柏为末，童便调敷，或加韭汁。不破者，以韭菜、葱头舂碎，炒热贴，冷则易。膏药，紫荆皮、乳香、没药、生地黄、黄柏、大黄之类。

又方

用大黄、黄柏为末，生地黄汁调敷，干即再敷。

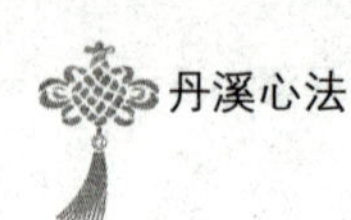

又方

野生苎麻根，嫩者，不拘多少，洗净，同盐擂敷疮上，神效。伤重多用盐。

癣疮

防风通圣散去硝黄，加浮萍、皂角刺。又紫苏、樟树、苍耳、浮萍煎汤洗。

又方

浮萍（一两）　苍术（二两）　苦参（一两半）　黄芩（半两）　香附（二钱半）

上为末，酒糊丸。

又方

芦荟　大黄　轻粉　雄黄　蛇床子　槿树皮　槟榔

上为末，先刮癣，用米醋调药末涂之。

又方

芦荟（研，三钱）　江子（去壳，十四粒）　萆麻子（去壳，十四粒）　斑蝥（七个，去翅足）　白蜡

上以香油二两，熬江子、萆麻、斑蝥三药，以黑为度，去药入蜡，并芦荟末在内，磁罐盛贮，微微刮癣令破，以油涂上，过夜略肿即愈。

下疳疮

蛤粉　蜡茶　苦参　密陀僧

上为末，河水洗净，蜡猪油调傅。兼治臁疮。

又方

米泔水洗疮净，用头发，以盐水洗净去油，再用清汤洗，晒干烧灰，敷疮上，即时生靥[8]。

【附方】

冰霜散　治火烧燎损伤，油热浇伤，皮烂肉大痛。

寒水石（生）　牡蛎（煅）　明朴硝　青黛（各一两）　轻

粉（一钱）

上为末，新水[9]调，或油调，湿则干贴痛处，立止如神。

圣粉散　治下注疳疮[10]，蚀臭腐烂，疼痛不可忍者。

黄柏（蜜炙）　密陀僧　黄丹　高末茶　乳香（各三钱）　轻粉（一钱半）　麝（少许）

上为末，用葱汤洗疮后，次贴此药，兼治小儿疳疮。

下疳疮洗药

黄连　黄柏　当归　白芷　独活　防风　朴硝　荆芥

上等分，水煎，入钱五十文，乌梅五个，盐一匙，同煎。温洗，日五七次，用下药敷：

木香　槟榔　黄连　铜青　轻粉　枯矾　螵蛸　麝（各等分两）

上为极细末，洗后，至夜敷上。

【注释】

①白胶香：中药名，是金缕梅科植物枫香的白色树脂，具有活血凉血、解毒止痛的功效。 ②龙骨：中药名，指古代哺乳动物如象类、犀牛类、三趾马等的骨胳的化石。 ③臁（lián）疮：俗称老烂腿，又称裤口毒、裙边疮，指发生在小腿下部的慢性溃疡。 ④血竭：中药名，是棕榈科植物麒麟竭果实渗出的树脂加工品，具有活血定痛、化瘀止血、生肌敛疮的功效。 ⑤竹箬（ruò）：箬竹的叶子，叶大而宽。 ⑥头垢：头皮上的污垢。 ⑦雨伞纸：古代制伞的油纸，用较韧的原纸，涂上桐油或其他干性油制成，用油纸抹上药，贴到患处，比一般的纸吸水性要好，不容易坏掉。 ⑧靥（yè）：见效，有效。 ⑨新水：多指新汲之水或春水。 ⑩下注疳（gān）疮：也称下疳，指发于男女外生殖器部位之疮疡或指筋疮，多因接触或与患此病人性交而传染。

带下九十

带下，赤属血，白属气，主治燥湿为先。漏与带，俱是胃中痰积流下，渗入膀胱，无人知此，只宜升提，甚者上必用吐，以提其气，下用二陈汤，加苍术、白术，仍用丸子。（一本作瓦垅子[①]。）又云：赤白带下，皆属血出于大肠、小肠之分。肥人多是湿痰，海石、半夏、南星、炒柏、苍术、川芎、椿皮。一方无椿皮，有青黛。瘦人白带少，如有者多热，以炒黄柏、滑石、椿皮、川芎、海石。如无海石，以蛤粉亦可。一方有青黛，作丸子服。赤白带下，炒黄荆子为末，酒调下二钱，或米汤亦可。又治心痛，罗先生法，或十枣汤，或神祐丸，或玉烛散，皆可服。实者可行，虚者不可峻攻。血虚者，加减四物汤。气虚者，参、术、陈皮间与之。湿胜者，用固肠丸。相火动者，于诸药中，少加黄柏。滑者，加龙骨、赤石脂；滞者，加葵花。（葵花白者治白带，赤者治赤带。）性燥者，加黄连。痰气带下者，苍术、香附、滑石、蛤粉、半夏、茯苓丸服。寒月少加干姜，临机应变。必须断厚味。

【入方】

良姜　芍药　黄柏（二钱。各炒成灰）　椿树根皮（一两半）

上为末，粥丸，每服四五十丸，空心。

又方　一妇人白带兼风痛。

半夏　茯苓　川芎　陈皮　甘草　苍术　黄柏（酒炒）　南星　牛膝（酒洗）

治妇人上有头风鼻涕，下有白带。

南星　苍术　柏皮（炒）　滑石　半夏　川芎　辛夷　牡蛎

粉（炒）　酒芩

上㕮咀，水煎，去柤，食前服。

又方　治白带。

龟板（炙）　枳子（各二两）　黄柏（炒，一两）　白芍药（七钱半）　香附（半两）　干姜（炒，二钱半）　山茱萸　苦参　椿树皮（各半两）　贝母

上为末，酒糊丸桐子大，空心，米汤下五十丸。

又方　治赤白带下，或时腹痛。

龟板（酒炙，二两）　黄柏（炒，一两）　干姜（炒，一钱）　枳子（二钱半）

上为末，酒糊丸如桐子大，每服七十丸，日服二次。

又方　治妇人有孕白带。

苍术（三钱）　白芷（二钱）　黄连（炒，二钱）　黄芩（炒，三钱）　黄柏（炒，一钱半）　白芍（二钱半）　椿根皮（炒，一钱半）　山茱萸（二钱半）

上为末，糊丸，空心，温酒下五十丸。

治结痰白带，先以小胃丹，半饥半饱，津液下数丸，候郁积开，却宜服补药。

白术（二两）　黄芩（半两）　红白葵花（二钱半）　白芍（七钱半）

上为末，蒸饼丸，空心，煎四物汤下三五十丸。

固肠丸　治湿气下利，大便血，白带。去脾胃陈积之痰，用此以燥其湿，亦不可单用，须看病作汤使。

椿根白皮（性凉而燥，须炒用）

上为末，酒糊丸服。

又方

椿根皮（四两）　滑石（二两）

上为末，粥丸桐子大，空心，白汤下一百丸。

又方　治白带，因七情所伤，而脉数者。

黄连（炒）　扁柏（酒蒸）　黄柏（炒。各半两）　香附（醋炒）　白芍　白术（各一两）　椿根皮（炒，三两）　白芷（烧存性，三两）

上为末，粥丸桐子大，每服七十丸，食前，米饮下。

又方　治赤白带，因湿胜而下者。

苍术（盐炒）白芍　滑石（炒，各一两）枳壳（炒）甘草（各三钱）椿根皮（炒，二两）干姜（炮，二钱）地榆（半两）

上为末，粥丸，空心，米饮下一百丸。

【附录】

赤白带者，皆因七情内伤，或下元虚惫，感非一端。叔和云：崩中②日久为白带，漏下多时骨本枯。崩中者，始病血崩，久则血少，亡其阳，故白滑之物下流不止，是本经血海将枯，津液复亡，枯干不能滋养筋骨。执剂之法，须以本部行经药为引用，为使；大辛甘油腻之药，润其枯燥而滋益津液；以大辛热之气味药，补其阳道，生其血脉；以寒苦之药，泄其肺而救上热；伤气，以人参补之，以微苦温之药为佐而益元气，此治之大法也。

【附方】

戴人玉烛散　治经候不通，腹胀或痛。

当归　芍药　川芎　熟苄　芒硝　大黄　甘草

上㕮咀，生姜三片，煎服。

十枣汤（见胁痛类。）

神祐丸（见中湿类。）

【注释】

①瓦垅（lǒng）子：药名，也称瓦楞子，为蚶科动物毛蚶、泥蚶或魁蚶的贝壳，具有消痰化瘀、软坚散结、制酸止痛的功效。　②崩中：病证名，也称血崩，简称崩，指阴道忽然大量流血。

救急诸方九十八

鱼骨鲠，用砂糖、白炭皮末、紫苏叶、滑石末和丸，含口中，津液咽下，骨自下。

蕈[①]毒，用木香、青皮等分，作汤饮之。

众药毒，用五倍子二两重，研细用，无灰酒[②]调服。毒在上即吐，在下即泻。

解一切毒，用粉草五两重，细切，微炒，捣细，量病人吃得多少酒，取无灰酒，一处研，去柤温服，须臾大吐泻，毒亦随去。虽十分渴，不可饮水，饮水难救。

解九里蜂，用皂角钻孔，贴在蜂叮处，就皂荚孔上，用艾灸三五壮即安。

天蛇头[③]，用落苏即金丝草，金银花藤、五叶紫葛、天荞麦切碎，用十分好醋浓煎，先熏后洗。

又方　用人粪杂黄泥捣之，裹在患处即安。

又方　用扑蛇烧为炭存性，地上出火毒，研为细末，用香油调敷。如洗只用井花水。

天火[④]带，用白鳝泥烧研细，香油敷之。

又方　雄鸡毛及鹅毛烧灰敷之，用香油调。

治蜈蚣全蝎伤，方同九里蜂灸法。

治一切蛇咬，用金线重楼[⑤]，水磨少许敷咬处，又为细末，酒调饮。

又方　柏树叶、鱼胎草、皱面草、草决明，一处研细，敷咬处佳。

中牛马肉毒，方同解一切毒法。

狗咬，以紫苏口嚼碎涂之。

风狗咬，取小儿胎发炒新香附、野菊花研细，酒调服，尽醉。

【注释】

①蕈（xùn）：生长在树林里或草地上的菌类植物，伞状，种类很多，有的可食，有的有毒，俗称蘑菇。②无灰酒：不放石灰的酒。古人在酒内加石灰以防酒酸，但能聚痰，所以药用须无灰酒。③天蛇头：病名，也称发指、蛇头疔、天蛇毒，指手中指或其他手指头所生结毒而焮肿赤痛，或剧烈跳痛。④天火：病名，丹毒的一种，指肉中忽有赤如丹涂之色，大者如手掌，甚则遍身，有痒有肿，无其定色，乃丹毒之较为危重者。⑤金线重楼：七叶草，也称酢（cù）浆草，具有清热解毒、消肿散疾的效用。